Jennifer Tschürtz

Gesund essen im Kindergartenalter

Jennifer Tschürtz

Gesund essen im Kindergartenalter

maudrich

Bibliografische Information Der Deutschen Nationalbibliothek
Die Deutsche Nationalbibliothek verzeichnet diese Publikation in der Deutschen Nationalbibliografie; detaillierte bibliografische Daten sind im Internet über http://dnb.d-nb.de abrufbar.

Bildnachweise Cover:
Schnittlauchbrot: © Irina Fischer – Fotolia.com
Little girl eating breakfast: © michele princigalli – istockphoto.com
girl eating yogurt: © Ekaterina Monakhova – istockphoto.com
Healthy Lunch Box: © mammamaart – istockphoto.com
Smiling friends: © Ekaterina Monakhova – istockphoto.com

Bildnachweise Kern:
Child eating: © amphotora – istockphoto.com
Fruit smoothies © knape – istockphoto.com
Variety of bread in a basket © Floortje – istockphoto.com
Drinking milk © YsaL – istockphoto.com
Honey © Silberkorn – istockphoto.com
Yogurt and fruit © JoeBiafore – istockphoto.com
Lemon curd Pudding © Innershadows – istockphoto.com
Gingerbread Parent and child © filo – istockphoto.com
Salad Dressing © robynmac – fotolia.de
Cottage Cheese sandwich © Silvia Jansen – istockphoto.com
Shopping with the kids © RapidEye – istockphoto.com
Organic Vegetables © kcline– istockphoto.com
Basil © Kjell Brynildsen – istockphoto.com
Healthy breakfast © Sara Winter – istockphoto.com
Jars of jam © EasyBuy4u – istockphoto.com
Vollkornbrot mit Quark © Alkimson – istockphoto.com
multi colored pumpkins © hsvr – istockphoto.com
Chicken meal © kivoart – istockphoto.com
Quinoa salad with apple © msheldrake – istockphoto.com

Lektorat: Susanne Müller, Wien
Satz: Norbert Novak, MEDIA-*N*.at
Druck: Ferdinand Berger & Söhne, Horn
ISBN 978-3-85175-923-5

INHALTSVERZEICHNIS

1. VORWORT 7
2. ESSEN UND VORBILDWIRKUNG 13
Vorbild 14
Gesund und ungesund 17
Anbieten und kosten 18
Essen als Erziehungshilfe? 22
3. EIN KLEINER EINBLICK IN DIE UNTERSCHIEDLICHEN ESSTYPEN 25
Wählerische Esser 27
Komplizierte Esser 28
Appetitlose Esser 29
Der Wiederholungs-Esser 30
Der Ess-Liebhaber 31

4. ERNÄHRUNGSPYRAMIDE 33
Stufe 1: Getränke 37
Stufe 2: Obst und Gemüse 43
Gemüsezubereitung 50
Obst und Gemüse in einer etwas anderen Form 53
Stufe 3: Getreide und Getreideprodukte 66
Stufe 4: Eiweiß 72
Stufe 5: Fett 80
Stufe 6: Süßigkeiten 86
Wie kann man Zucker erfolgreich einsparen? 90
Alternativen zu Zucker 91
Bewusster Umgang mit Zucker 94
Kinderlebensmittel 98
5. DER GEMEINSAME FAMILIENTISCH 101
Atmosphäre 104
Liebevoll gedeckter Tisch 105
Fernsehen und Essen 106

6. DIE FÜNF MAHLZEITEN 107
Frühstück 111
Jause 115
Mittagessen 119
Nachmittagsjause 119
Abendessen 119
Vorbereiten mit Köpfchen 120
7. KINDERGARTEN UND ESSEN 123

8. EINKAUFEN 127
Einkaufen mit Kindern 130
Fertiggerichte 132
Bio 134
Der Geschmack 138
Zusatzstoffe in den Nahrungsmitteln 140
Fast Food 142
Zusammenfassung: Lebensmittelauswahl 144
9. KOCHEN 145
Kochen mit Kindern 147

10. REZEPTE 157
Frühstücksrezepte 158
Schnelle pikante Gerichte fürs Abendessen 166
Dressings für Salate 175
Süßes 178

REZEPTLISTE 182
ZUR AUTORIN 183
DANKSAGUNG 184

VORWORT

Für unsere Gesundheit spielt die Ernährung eine bedeutende Rolle. Dieses Wissen finden wir schon früh in der Geschichte der Menschheit:

Ist er Koch oder Arzt?
Ist dies eine Apotheke oder ein Restaurant?
Fisch, Fleisch, Gemüse, Frühlingszwiebel und Porree:
Köstliche Gerichte verbannen Tabletten und Pillen,
Nahrhafte Speisen sind das Mittel gegen alle Leiden.
(Chinesisches Gedicht)

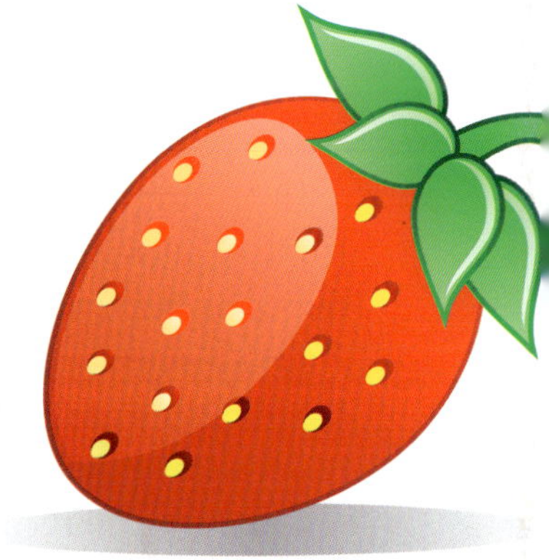

„Bekömmliche Nahrung ist einer der Hauptgründe für das gesunde Wachstum der Lebewesen und unverträgliche Nahrung ist der Grund für das Entstehen von Krankheiten.“
(Aus Indien; Caraka Samhita)

„Eure Nahrungsmittel sollen eure Heilmittel sein und eure Heilmittel eure Nahrungsmittel.“
(Antikes Griechenland; Hippokrates)

Wir müssen essen, um den Hunger zu stillen, den Körper mit lebensnotwendigen Nährstoffen zu versorgen, zu wachsen und gesund zu bleiben. Essen ist aber nicht nur Nahrungsaufnahme, sondern entscheidet auch über Gesundheit und Krankheit. Eine gesunde Ernährung ist die Basis für ein gesundes Leben. Essen bedeutet weiters auch Kulturvermittlung, ist mit Traditionen verbunden, ist etwas Soziales und auch Familiäres. Essen bedeutet Genuss, tut der Seele gut und ist Nahrung für Körper, Seele und Geist.

Kinder und gesunde Ernährung

Das Ernährungsverhalten, die Ernährungsgewohnheiten und die Ernährungsvorlieben werden im Kleinkindalter geprägt, erworben, gefestigt und werden zu einem stabilen Verhalten, das sich meist bis ins Erwachsenenalter hält. Wenn Ihr Kind viel Obst und Gemüse isst, dann wird es in der Regel auch im Erwachsenenalter zu diesen Nahrungsmitteln greifen. Lernt es Fertigprodukte in der Kindheit kennen, dann wird es sich auch im Erwachsenenalter davon ernähren.
Das Grundmuster, die Einstellung und das erworbene Essverhalten wird in den ersten Jahren „geprägt". Dieses Essverhalten lässt sich im Erwachsenenalter dann nur sehr schwer und mühsam ändern.

Im Kindesalter wird also der Grundstein gelegt. Sie haben daher im Kindergartenalter eine gute Chance, „gesunde" Einstellungen und Verhaltensweisen zu vermitteln und mitgeben zu können.

Wie gelingt gesunde Ernährung?

Ich habe mich in meiner beruflichen Tätigkeit als Kindergartenpädagogin und während bzw. nach meiner Ausbildung zur Ernährungstrainerin sehr intensiv mit dem Thema „Ernährung und Kinder" auseinandergesetzt, vor allem mit der Frage, wie Kinder für die gesunde Ernährung begeistert und sensibilisiert werden können.
Es ist wichtig, Kinder an der Planung und am Geschehen zu beteiligen und sie nicht einfach mit gesunder Kost zu überrumpeln und zu überfordern. Stellen Sie sie nicht vor die vollendete Tatsache eines Gemüsetellers, denn Kinder brauchen einen Bezug dazu und wollen Hintergründe verstehen. Es ist also wichtig, **Kinder in die Ernährung mit einzubeziehen.** Je mehr sie über ihre Ernährung wissen, desto bewusster wählen sie sie auch aus und beißen herzhaft zu.

Das Thema Ernährung muss für Kinder greifbar werden, lebensnah sein und kindgerecht formuliert werden, damit sie überhaupt einen Bezug dazu aufbauen können. Kindergartenkinder lernen in spielerischer Form. Spielen und Lernen bildet eine Einheit und geht Hand in Hand. Durch das Spiel setzt sich das Kind mit der Umwelt auseinander und durch *An*greifen können Kinder *be*greifen. Deshalb ist es wichtig, nicht nur von „gesunder Ernährung" zu sprechen, sondern diese auch zu veranschaulichen und spielerisch aktiv zu sein.

Es ist wichtig, klein anzufangen, damit etwas Großes entstehen kann – also Schritt für Schritt zu gehen und auf die einzelnen Schritte aufzubauen. Gesunde Ernährung kann nicht fruchten, wenn von einem auf den anderen Tag alles verändert wird. Kinder sollen auch spüren, dass sie ernst genommen werden, wenn sie etwas nicht mögen, dass ihre Meinung zählt und auch ihre Ideen als sinnvoll angesehen werden.
Auch **Wiederholungen** sind von großer Bedeutung, denn wiederholen heißt nicht nur üben, festigen und vertiefen, sondern Kinder lieben Wiederholungen und fordern sie auch ein. Dadurch werden Gewohnheiten aufgebaut, die sich manchmal sogar bis ins Erwachsenenalter halten. Die Erfahrungen, die Kinder dabei machen, und das Wissen, das sie erwerben, verändern ihr Essverhalten.

Von einer gesunden Ernährung profitiert Ihre ganze Familie!

Schon kleine Veränderungen, sei es beim Kochen oder beim Einkaufen, können die Ernährung positiv beeinflussen – manchmal werden Sie gar keinen geschmacklichen Unterschied feststellen, ein andermal eine andere Geschmacksrichtung kennen lernen oder sich vielleicht erst an einen neuen Geschmack gewöhnen.

Gesunde Ernährung in die Familie einfließen zu lassen bzw. umzusetzen, ist nicht immer einfach. Es ist wichtig, Mut zum Ausprobieren zu haben, Geduld aufzubringen und langsam in das Thema hineinzuwachsen.
Denken Sie an die Erfahrungen, die Sie beim Schreibenlernen machten – es bedarf der Übung und viel Zeit. Es ist ein Prozess, der nicht von heute auf morgen geht, sondern in den man hinein- und mitwachsen muss, Fehler macht und daraus lernt. Wer sich von Pommes und Burger ernährt, kann nicht von heute auf morgen einen Berg Gemüse vertilgen und wer sich sehr einseitig ernährt, kann nicht sofort zum Feinschmecker werden. Gesunde Ernährung kann in Ihrer Familie zur Selbstverständlichkeit werden, jedoch ohne Druck und Zwang, denn dadurch ist das Scheitern beinahe vorprogrammiert.
Veränderung braucht Zeit. Es wird nicht alles sofort gelingen und Sie werden mit Rückschlägen konfrontiert werden. Doch bleiben Sie am Ball, versuchen Sie es immer wieder. Ein wichtiger Grundsatz ist, nicht aufzugeben und weiterzumachen! Jede einzelne Kleinigkeit ist von großer Bedeutung.

Lassen Sie nährstoffreiches Essen langsam und behutsam in den Alltag einfließen und bereiten Sie es, wenn möglich, mit Ihrer Familie zu. Eröffnen Sie eine kulinarische Welt mit einer geschmacklichen Vielfalt, bringen Sie saisonale Abwechslung auf den Teller und entdecken Sie neue Nahrungsmittel, in denen eine geballte Ladung Gesundheit steckt.

Gesunde Ernährung muss nicht mit Verboten und Geboten verbunden werden, auch nicht mit Verzicht, schlechtem Gewissen, Entbehrung, langweiligem und geschmacklosem Essen, viel Arbeit und großem Zeitaufwand. Es kommt immer darauf an, wie man damit umgeht. Eine gesunde Ernährung kann Früchte tragen, wenn das Essen schmeckt, Spaß macht und ein flexibler, sinnvoller und kreativer Umgang damit praktiziert wird.
Gesunde Ernährung ist auch nur dann von Dauer, wenn sie Vielfalt und Abwechslung bietet und vor allem wenn sie Spaß und Freude macht.

Vorsätze wie „Ab heute essen wir nur gesund und nur Obst und Gemüse" sind rigoros und gelingen auch nur kurze Zeit. Sinnvoll sind Vorsätze, die zu einer lang anhaltenden Ernährungsumstellung führen, die man leicht realisieren kann und die Erfolg bringen.

Jede Familie ist unterschiedlich – jede Familie lebt eine andere Ernährung, und zwar jene, die an sie angepasst und umsetzbar ist.
Erforschen Sie das Thema gemeinsam, setzen Sie sich gemeinsam damit auseinander und finden Sie als Familie gemeinsam heraus, was Sie umsetzen können. Denn die Ernährung muss zur Familie bzw. zum Menschen in den Alltag passen – entwickeln Sie sozusagen Ihr eigenes Konzept, das auf Bedürfnisse und Erfahrungen abgestimmt ist.
Ich kann also gar nicht oft genug betonen, wie wichtig es ist, kleine Schritte zu gehen und sich Zeit zu lassen, ansonsten verliert man die Freude und den Spaß.

Und dann war alles umsonst?

In der Pubertät sieht dann vieles anders aus. Die Kinder haben jahrelang nach den Normen der Eltern gelebt und möchten jetzt ihre Unabhängigkeit zeigen und aus diesen Normen ausbrechen. Viele zeigen dies an der Friseur, ihrer Kleidung oder auch in Form des Essens. Sie wählen Nahrungsmittel aus, die mit dem Familienes-

sen nicht in Verbindung gebracht werden – manchmal schmeckt es ihnen gar nicht, aber der Beweis ihrer Autonomie steht hier im Vordergrund.
Waren alle Ihre Bemühungen also umsonst? Denken Sie daran: in der Kindheit haben sich Werte, Wissen und Vorlieben schon entwickelt, die das Ernährungsverhalten bis ins Erwachsenenalter begleiten. Der Grundstein wurde also gelegt. Das heißt: hat Ihr Kind ein gesundes natürliches Ernährungsbewusstsein entwickelt, müssen Sie sich in der Pubertät weniger Sorgen darum machen – die pubertäre Entwicklungsphase wird vorübergehen und Ihr Kind hat gute Chancen, das alte Essverhalten wieder aufzunehmen.

Spätfolgen

Gesunde Ernährung ist im Kleinkindalter von sehr großer Bedeutung. Da Kinder im Wachstum sind, haben sie einen hohen Bedarf an Nährstoffen und müssen körpereigene Substanzen aufbauen. Eine ausgewogene Ernährung ist wichtig für die psychische und physische Entwicklung Ihres Kindes.

Schlanke Kinder sind nicht automatisch gesunde Kinder – auch wenn die vielen Lutscher, Zuckerl und Schokoriegel spurlos an ihnen vorübergehen, können dem Körper wertvolle Vitamine fehlen.

Eine fettreiche, zuckerhaltige, proteinreiche, nährstoffarme Kost bringt eine Reihe von gesundheitlichen Risiken mit sich.
Ernährt man den Körper also Jahr für Jahr falsch, kann die Gesundheit ernsthaft gefährdet werden. Irgendwann wird der Körper nicht mehr mitmachen und mit einer Krankheit reagieren, manchmal erst viele Jahre später.
Falsche Ernährung kann sich z. B. äußern durch Kopfschmerzen, Akne, Karies, Müdigkeit, Konzentrationsschwäche, häufige Erkältungen und Erkrankungen, Hautprobleme, Verstopfung, Reizbarkeit, Anspannung, ein schwaches Immunsystem, Schlafstörungen und vieles mehr. Schwerwiegendere Folgen sind ernährungsbedingte Erkrankungen wie z. B. Diabetes, Krebserkrankungen, Bluthochdruck, Arteriosklerose, Gicht. Von diesen Folgen können auch schon Kinder betroffen sein, denn Altersdiabetes ist keine Erkrankung mehr, die im hohen Alter auftritt. Diese Folgen sind wiederum mit weiteren verbunden. Ein hoher Blutdruck führt z. B. zum Risiko von Gefäßverengungen, Herzinfarkt und Schlaganfall.

Das, was wir in den Mund stecken und schlucken, nimmt unser Körper auf. Einiges wird weiterverarbeitet, manches aber auch gespeichert – es wird sozusagen zu einem Bestandteil unseres Körpers. Es darf uns also nicht egal sein, was wir essen. Greifen Sie daher beim Essen und Trinken nicht wahllos zu – **unsere Gesundheit ist zu wichtig.**
Eine gesunde Ernährung kann vielen ernährungsbedingten Zivilisationskrankheiten vorbeugen und verringert auch das Übergewicht mitsamt seinen Risikofaktoren. Je früher präventive Maßnahmen zur Erhaltung der Gesundheit stattfinden, umso besser!

ESSEN UND VORBILD-WIRKUNG

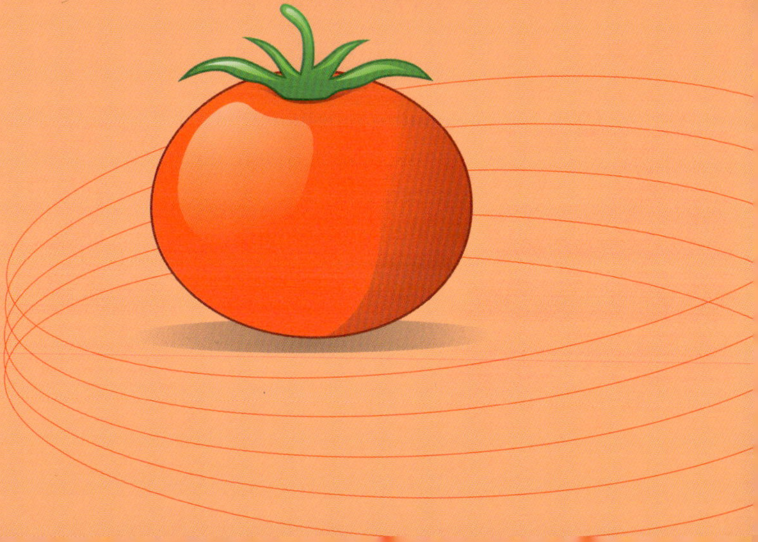

ESSEN UND VORBILDWIRKUNG

„Erziehung ist zwecklos, Kinder machen den Erwachsenen eh alles nach."
(Karl Valentin)

Vorbild

Es gibt verschiedene Möglichkeiten Verhaltensweisen zu erlernen – eine der prägnantesten in die Nachahmung. Das Essverhalten und auch das Konsumverhalten der Eltern prägen Kinder sehr. Ein gutes Vorbild kann also Wunder wirken, und die Eltern nehmen daher eine wesentliche Rolle in der Ernährungserziehung ein.

Kinder orientieren sich beim Essverhalten und bei der Speisenauswahl an ihren Eltern. Sie merken Ihre Vorlieben und auch Abneigungen an Ihrer Gestik, Mimik, am Tonfall und auch an der Körpersprache. Kinder beobachten sehr genau und ahmen das Verhalten nach.
Leben Sie daher Ihrem Kind eine gesunde Ernährung vor. Kinder greifen zu jenen Nahrungsmitteln, die die Eltern auch essen, und geben jenen Speisen und Nahrungsmitteln eine besondere Bedeutung, die Sie selbst essen. Sie sind sozusagen ein Modell.

Viele unserer Verhaltensweisen bei Tisch passieren unbewusst – und Vorsicht, Sie stehen unter Beobachtung! Ich habe z. B. sehr oft mein ehemaliges Kindergartenkind Viktoria zu überzeugen versucht, das Messer nicht abzuschlecken, da es einerseits eine Gefahrenquelle ist und andererseits nicht gut aussieht. Ich musste dann etwas überrascht feststellen, dass sie dieses Verhalten von meinen Gewohnheiten übernommen hat. Mir selbst war das überhaupt nicht bewusst, bis mich meine Eltern öfter darauf aufmerksam machten, wie schrecklich es aussieht, wenn ich das Messer abschlecke.

Wenn Ihr Kind Sie also als ehrlichen Gemüsefan erlebt, dann wird es höchstwahrscheinlich auch einer werden. Ihr Essverhalten hat eine große Chance, auch das Essverhalten Ihres Kindes zu werden – nutzen Sie also diese Chance und seien Sie sich über Ihre Vorbildwirkung im Klaren.
Reden Sie nicht nur von „gesund" und „ungesund", sondern zelebrieren Sie gesunde Ernährung, indem Sie z. B. das Vollkornbrot wählen und mit Genuss hineinbeißen, so oft wie möglich einen Salat essen und sich einen großen Berg Gemüse auf den Teller schaufeln, ohne dabei viele Worte zu verlieren – so wird gesunde Ernährung selbstverständlich.
Kinder nehmen unser Verhalten ganz genau unter die Lupe. Sophia hat mich und meine tägliche Rohkost-Jause immer sehr genau beobachtet und immer wieder nachgefragt, was heute in der gelben Plastikdose ist. Beim Spielen in der Sandkiste backte Sophia oft für meine Kollegin einen Sandkuchen, während ich freudestrahlend runde Gebilde mit den Worten: „Jenny, hier eine lote Tomate für Dich!" erhielt.

Wenn Sie Ihr Kind für gesunde Ernährung sensibilisieren möchten, dann müssen Sie also bei sich selbst anfangen und sich selber zuerst bewusst mit der eigenen Ernährung auseinandersetzen. Sie werden sehen, nach einiger Zeit werden Sie sich besser fühlen und merken, wie sehr Ernährung Ihr Leben verbessern und beeinflussen kann, Sie fühlen sich in Ihrem Körper wohler und können somit auch ein gutes Körperbewusstsein ausstrahlen.
Kinder übernehmen das vorgelebte Essverhalten. Manche Kinder werden diese positive Vorbildhaltung beim Gemüseessen sofort umsetzen, andere brauchen Zeit. Eine negative Vorbildhaltung einer Sache gegenüber wirkt allerdings leider sofort.
Greifen Sie nie zu einem Gemüse, dann wird Ihr Kind dies auch nicht tun. **Preisen Sie Obst als Dessert an und greifen aber stattdessen zur Sachertorte, dann wird Ihr Kind nicht an einem Apfel nagen wollen.** Leben Sie ihm aber Obst als Dessert vor, dann können Sie Ihr Kind auch viel leichter dafür begeistern.

Es wird Situationen geben, wo Sie Ihr Verhalten hinterfragen, da es keine Besserung bei der Ernährung Ihres Kindes gibt. Gerade in diesen Situationen ist es wichtig, weiterhin ein gutes Vorbild zu sein. Gehen Sie gelassen an die Situation heran und geben Sie nicht auf – auch Kinder spüren diese Situationen. Machen Sie einfach weiter, das ist von großer Bedeutung – leben Sie Ihre Gefühle und Einstellungen einfach weiter vor.

„Mmmh ... lecker"

Ein gutes Vorbild zu sein und Ihre Einstellung Ihrem Kind vorzuleben ist mit Authentizität verbunden. Kinder sind hier sehr sensibel und spüren, wenn man sie auf gespielte Art und Weise motivieren möchte. Schmeckt Ihnen das Essen nicht, dann seien Sie ehrlich. Kinder nehmen Sie genau unter die Lupe.
Ein „Mmmh, das schmeckt heute aber wieder gut!" mit anderen Hintergedanken kommt nicht immer gut an. Aus meinen Erfahrungen weiß ich, dass ich bei diesen Worten manchmal unbewusst sehr zu Übertreibungen neige und selber nicht von dem Gericht überzeugt bin. Kinder spüren das und gehen mit Skepsis an den Eintopf heran. **Die Begeisterung muss also ehrlich klingen** – seien Sie auch ehrlich, wenn etwas nicht schmeckt.
Schaufle ich mir aber wortlos viel Salat auf den Teller, dann sind viele Augen meiner Kindergartengruppe oft sofort bei mir. Viele Kinder fragen nach, ob es gut schmeckt oder warum ich so viel Salat esse – einmal erhielt ich von Leoni sogar eine Maßregelung: „Hey, aber nicht nur Salat essen, sondern Nudeln auch!"

Kindergarten

Mit dem Kindergarteneintritt kommen noch weitere Modelle dazu, die das Essverhalten Ihres Kindes beeinflussen können – z. B. eine neue Freundin, die ihre Erbsen aus der Suppe pickt und auf den Tellerrand legt. Viele Eltern wundern sich dann zu Hause, warum die zuvor geliebten Erbsen jetzt am Tellerrand bleiben.
Ihr Kind kann umgekehrt auch eine große Bereicherung für die Kindergartengruppe sein, denn es kann sein Wissen weitergeben, z. B. wenn es erklärt, welche Nachteile eine Flugzeugerdbeere mit sich bringt – so wird nicht nur das Wissen verstärkt und vertieft, sondern auch das Selbstbewusstsein wird erhöht. Lernen Kinder von Kindern, hat dies eine viel tiefere Wirkung, als wenn sie dies von einem Erwachsenen tun.

Gesund und Ungesund

> ***„Auf Kinder wirkt das Vorbild, und nicht die Kritik."***
> (Heinrich Thiersch)

Wir Erwachsenen begleiten oft das Essen mit gesundheitspolitischen Appellen wie „Das ist gesund" oder „Das ist ungesund". Die wenigsten Kinder wird man aber damit überzeugen, sondern es kann mit der Zeit eher lästig werden. Ein als „ungesund" deklariertes Lebensmittel ändert herzlich wenig an der Vorliebe dafür es zu essen. Eher wird es dann mit schlechtem Gewissen verspeist.
Für Kindergartenkinder ist die Aussage auch sehr schwer nachvollziehbar, da der Effekt nicht sofort eintritt, wie z. B. bei einem Sonnenbrand. Liegt man zu lange in der Sonne, ist der Sonnenbrand sofort spürbar – die Folgen sind also sofort eingetreten. Kinder können dies unmittelbar nachvollziehen. Dies kann man bei der Ernährung nicht so schnell.
Die Folgen unserer Ernährung treten erst Jahre später ein. Wer ein ungesundes Lebensmittel isst, wird nicht sofort krank; wenn man eine Tafel Schokolade verzehrt, wird man nicht sofort übergewichtig und nach einer Portion Spinat fühlt man sich nicht sofort „groß und stark" – die negativen wie auch die positiven Eigenschaften der Lebensmittel treten also nicht sofort ein. Für Kinder zählen aber klare Beweise. Sie ohne diese Beweise zu motivieren ist daher eher schwierig.
Wenn man Kindern also sagt, dass bunte Naschereien viel Chemie und Zucker enthalten und dass dies auf Dauer krank machen kann, dann liegt diese Konsequenz so weit von den Kindern entfernt, dass das Essverhalten damit nur schwer beeinflusst werden kann.

Kinder essen und essen und bleiben gesund – wer denkt da schon an mögliche ernährungsbedingte Krankheiten?
Eine falsche Ernährung schädigt den Körper sehr langsam und schleichend und die Zivilisationskrankheiten treten sehr oft erst im Erwachsenenalter auf. Die Gesundheitsschäden lassen lange auf sich warten, es ist gar nicht so einfach, Kindern das bewusst zu machen, denn gesunde Kinder erleben ihre Gesundheit auch als völlig normal.

Hören Kinder ständig gesundheitspolitische Appelle mit drohendem Zeigefinger, dann ist gesundes Essen mit schlechtem Geschmack, Druck und Verzicht verbunden, Schokolade dann wiederum mit schlechtem Gewissen – machen Sie sie also nicht bei jeder Mahlzeit zum Thema, sondern wählen Sie die Form des gemeinsamen Gespräches, genießen Sie gemeinsam mit Ihrem Kind das Stück Schokolade und werden Sie bezüglich „gesunder Ernährung" mit Ihrem Kind aktiv, z. B. durch das Herstellen einer Ernährungspyramide, das Lesen eines Bilderbuchs ... **Setzen Sie sich bewusst mit Ihrer Ernährung auseinander.**

Anbieten und Kosten

Kinder essen manchmal etwas nicht – nicht weil sie es nicht mögen, sondern weil sie es nicht kennen. Sie bevorzugen also bekannte Nahrungsmittel – was häufig gegessen wird, ist bereits vertraut, mit Sicherheit verbunden und wird daher ausgewählt und gerne verspeist. Die geschmacklichen Vorlieben hängen somit auch davon ab, wie oft eine Speise oder ein Nahrungsmittel angeboten wird.

Ein immer wiederkehrendes Angebot ist also von großer Bedeutung. Auch wenn eine Gemüsesorte nach dem 22. Mal noch immer verschmäht wird, fragen Sie weiter – allerdings ohne Druck. **Bieten Sie auf keinen Fall ein Nahrungsmittel nicht mehr an, nur weil es abgelehnt wurde.**
Denn was Ihr Kind heute ablehnt, kann morgen die neue Lieblingsspeise sein. Wenn Sie Ihrem Kind immer das Gleiche anbieten und es immer das Gleiche gibt, dann wird es auch immer das Gleiche essen.

Laden Sie Ihr Kind zum Kosten und Probieren ein, denn ob etwas schmeckt oder nicht, kann man erst feststellen, wenn davon gekostet wurde. Wenn Sie Ihr Kind hin und wieder dazu einladen, ein noch unbekanntes Lebensmittel zu probieren, hat es die Möglichkeit dieses kennenzulernen.
Zwingen Sie Ihr Kind nicht zum Kosten, denn ist Essen mit einem Zwang verbunden, dann kann es zu einem Problem werden. Ein extremes Verhalten löst auch ein extremes gegenteiliges Verhalten aus.
Ich weiß, wie schwer es ist, jemanden vom Kosten zu überzeugen. Ich habe schon oft versucht, Kinder dazu zu überreden und das ohne großen Erfolg. Deshalb sind Kompromisse, die gemeinsam erarbeitet wurden, sehr wichtig. Einigen Sie sich

gemeinsam darauf, z. B. eine Gabelzacke in den Spinat zu tauchen und diese abzuschlecken. Auch das kann schon kosten sein.

Auf den ersten Bissen schmeckt vieles nicht. Mein erstes Sushi habe ich zuerst sehr skeptisch betrachtet und auch sehr zaghaft am Seetang herumgeknabbert. Beim zweiten Mal bin ich schon bis zum Reis vorgedrungen und beim dritten Mal war ich sehr mutig und hab es in den Mund gesteckt – geschmeckt hat es allerdings nicht so richtig. Ich wurde dann für lange Zeit ein Sushi-Fan.
Durch häufiges Probieren kann Ihr Kind sich an den neuen Geschmack gewöhnen und vielleicht schmeckt es ja bereits nach der zweiten Kostprobe.
Ihr Kind braucht also einige Versuche, um das neue Lebensmittel zu entdecken und sich langsam damit anzufreunden. Ist ein negatives Geschmackserlebnis vorangegangen, wird der zweite Versuch, die Speise zu probieren, sehr zaghaft sein.
Es ist also sinnvoll, keine Lebensmittel voreilig aus dem Speiseplan zu streichen. Viele Menschen brauchen Zeit, um sich mit einer neuen Speise auseinanderzusetzen, und diese Zeit sollten wir auch den Kindern geben.

In meinem Urlaub auf Mauritius haben wir viele neue Speisen mit unterschiedlichen Geschmacksrichtungen kennengelernt. Die erste Reaktion nach dem ersten Probieren war: **„Wonach schmeckt das?“** Wir probierten so lange immer eine kleine Gabelspitze, bis wir den Geschmack einordnen konnten und wussten, welche Zutaten sich darin befanden. Erst dann konnten wir mit dem Essen beginnen. Dieser Wunsch nach bekannten Geschmackserlebnissen ist bei Kindern sehr deutlich. Wenn man weiß, woraus die Speise besteht und wonach es schmeckt, mundet es einfach besser. Denken Sie daran: Wenn Sie in einem fremden Land eine neue, noch nie zuvor gesehene Speise vorgesetzt bekommen haben, die sehr breiig und braun-gräulich aussieht – beginnen Sie dann sofort herzhaft zu essen und eine Gabel folgt der nächsten, oder gehen Sie vorsichtig an die Sache heran?

Zeigen Sie Interesse daran, was Ihrem Kind schmeckt und was nicht. Forschen Sie danach, ohne aufdringlich zu sein, sondern aus purer Neugierde. „Warum schmeckt Dir das Salatdressing heut nicht? Ist es zu salzig?“ Lukas meinte auf meine Frage: „Nein, zu witzig!“
Sprechen Sie mit Ihrem Kind darüber. Wenn Kinder Ihr Interesse spüren, dann gehen sie mit mehr Begeisterung an die Sache heran und geben neuen Gerichten

eine größere Chance. Manchmal beobachte ich Erwachsene, die so lange auf das Kind einreden, bis es schließlich den Mund aufmacht und kostet. Ist das Essen dann mal im Mund, ist der Erwachsene zufrieden und das Thema für ihn erledigt. Das Kind sitzt dann meist alleine mit dem unbekannten Essen im Mund da und versucht damit zurechtzukommen.
Ein Geschmack wird durch das mehrmalige Kosten und das immer wiederkehrende Erlebnis gleichen Geschmacks immer mehr akzeptiert und der Geschmackssinn wird trainiert.
Was oft gegessen wird, hat gute Chancen zum Lieblingsessen zu werden.
Sie und Ihr Kind können also bewusst erleben, wie sich der Geschmack erweitert und sensibilisiert wird.

Viele Kinder gehen sehr vorsichtig mit dem Kosten um, für andere ist es ein großes Erlebnis und ein Abenteuer, wenn sie z. B. eine indische Spezialität kosten dürfen. Es kommt auch immer darauf an, wie man es als Erwachsener anbietet.
Ich konnte oft Mütter beobachten, die ihren Kindern den Speiseplan im Kindergarten vorgelesen haben. Es gab unterschiedliche Reaktionen der Mütter darauf, wie z. B. „Das klingt heute spannend. Musst mir dann unbedingt erzählen, wie es geschmeckt hat“, oder **„Couscous – Wer isst denn so was?“**. Hier ist ganz klar, dass die Kinder unterschiedlich auf das Mittagessen reagieren werden – mit Spannung oder mit großer Skepsis, die ganz leicht in Abneigung umschlagen kann.

Verbinden Sie das Kosten z. B. mit einem kreativen Spiel.

Spiel: „Bilder im Kopf“

Welches Bild kommt Ihnen, wenn Sie ein Kokos-Huhn essen, ein Erdbeershake trinken, ein Birnen-Apfelkompott essen oder einen Zimtstern essen?
„Wie schmeckt es dir heute?“
„Heute schmeckt es nach alter Schuhsohle!“
„Heute schmeckt es nach einem Sonnenstrahl!“
„Heute schmeckt es nach Urlaub auf Mauritius!“
„Heute schmeckt es nach Schneeballschlacht!“
„Heute schmeckt es nach Weihnachten!“

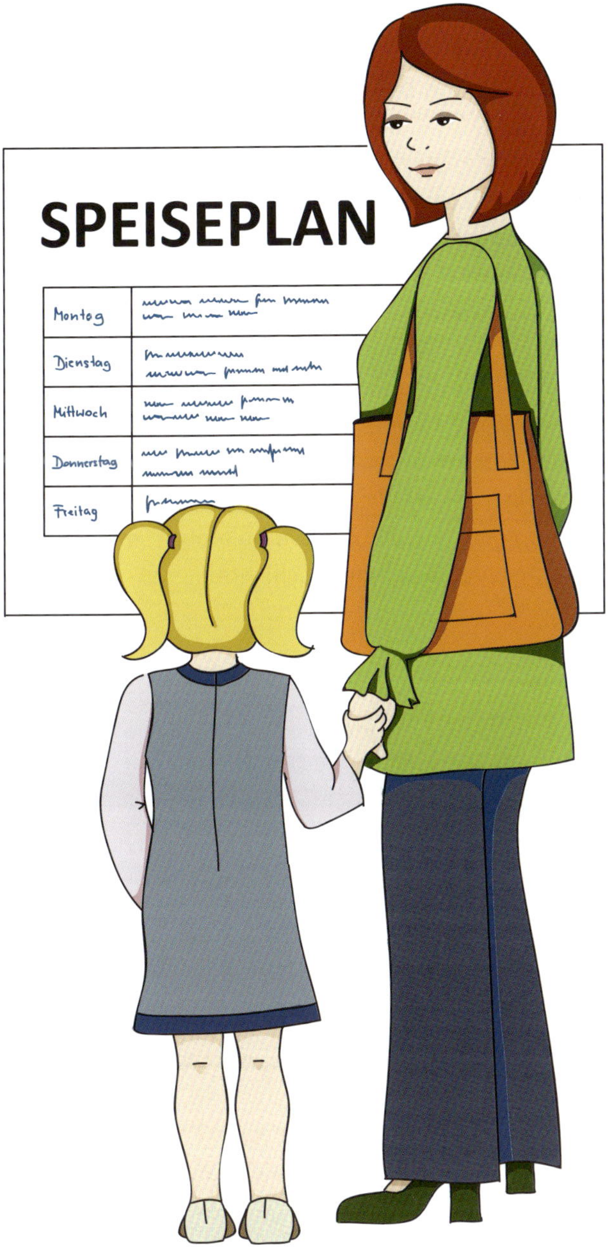
SPEISEPLAN
Montag
Dienstag
Mittwoch
Donnerstag
Freitag

Essen als Erziehungshilfe?

Wenn Sie Ihr Kind mit Essen bestechen oder belohnen, geben Sie dem Thema „Essen“ eine zu große Bedeutung und das kann ganz leicht in unerwünschte Verhaltensweisen umschlagen.
Setzen Sie mit dem Thema „Essen“ am besten keine anderen Erziehungsziele durch, die nicht in diesem Zusammenhang stehen. Auch nicht bei zwischenmenschlichen Auseinandersetzungen, z. B. als Kräftemessen, da Suchtmuster und Essstörungen dadurch gefördert werden können.

Belohnung

Werden Kinder mit Essen belohnt, wenn es z. B. heißt: „Das hast du toll gemacht, jetzt kannst du eine Schokolade essen!“, nehmen sie diese Konditionierung mit ins Erwachsenenalter und können sie nur sehr schwer ablegen. Es prägt sich das Muster ein, dass Belohnung immer etwas mit Essen zu tun hat.
Belohnen Sie Ihr Kind mit gemeinsamer Zeit am Spielplatz, mit einem gemeinsamen Fußballspiel oder einer vorgelesenen Geschichte.

Drohung

Essen als Drohung einzusetzen – z. B. wenn der Teller nicht leergegessen ist, gibt es kein Dessert oder keinen Besuch am Spielplatz – birgt die große Gefahr in sich, dass Kinder kein gutes Verhältnis zum Essen bekommen. Die Drohung mag kurzfristig funktionieren, jedoch nicht auf lange Sicht. Es fällt dann schwer, ein vernünftiges Essverhalten aufzubauen.
Auf Dauer wird Ihr Kind ebenfalls zu diesen Mitteln greifen und dies wird sich in Provokation äußern und zu einem Machtspiel führen.

Trost

Süßigkeiten sind ideal zum Trösten, da der Trost sofort einsetzt und geschmacklich spürbar ist. Dieses Essverhalten können Kinder sehr schnell erlernen und lebenslang beibehalten. Wenn Kinder mit Essen getröstet werden, dann lernen sie sich mit Essen zu beruhigen. **Doch ein Keks ist nicht die Antwort auf das Problem, sondern nur eine kurze Ablenkung.** Ist ein Kind traurig oder gekränkt, braucht es eigentlich etwas anderes.

In einem traurigen Moment profitiert ein Kind mehr von einer Umarmung als von einer Schokolade. Mit der Zeit wird das Kind das angelernte Verhalten übernehmen und es wird bei Problemen automatisch zum Essen greifen. Das kann zu Übergewicht und weiteren negativen Folgen führen. Die schlechten Ernährungsgewohnheiten nehmen die Kinder ins Erwachsenenalter mit und diese sind dann sehr schwer abzulegen.

Auch viele Erwachsene trösten sich gerne mit Schokolade und haben bei Kummer und Stress ein gesteigertes Bedürfnis danach. Wir holen uns Essen sehr oft als Ersatzbefriedigung. Schokoladige Trostpflaster können dann sehr rasch, auch erst im Erwachsenenalter, Kummerspeck ansetzen.

Langeweile

Menschen greifen oft zum Essen, weil ihnen langweilig ist. Viele Eltern geben ihrem Kind in der Straßenbahn oder in der U-Bahn ein Stück Bio-Biskotte in die Hand, damit das Kind beschäftigt ist. **Hier lernt ein Kind sehr früh, dass Essen gegen Langeweile helfen kann.**

Essen ist dann ein netter Zeitvertreib, da man beschäftigt ist und obendrein noch eine „geschmackliche Unterhaltung" geboten wird. Zwischen Essen und Langweile kann daher sehr schnell eine Brücke aufgebaut werden, die wir nur sehr schwer wieder abbauen.

Überlegen Sie mit Ihrem Kind, was Sie in den „Zeiten der Langweile" noch machen könnten, anstatt zu essen, z. B. ein Bilderbuch betrachten, ein Fingerspiel vom Kindergarten wiederholen oder ein nettes Spiel, wie z. B. „Ich seh, ich seh, was Du nicht siehst!" spielen.

So gelingt gesunde Ernährung nicht:

Gesunde Ernährung kann nicht gelingen, wenn Sie Ihren Kindern etwas anderes anbieten, als sie selber essen. Kochen Sie Ihrem Kind immer wieder das gleiche, mit dem Vorwand, dass es nur diese Speisen isst, so wird die Ernährung sehr einseitig, der Essenshorizont wird eingeschränkt und das Kind wird immer seltener zu unbekannten Speisen greifen.

Dies passiert auch, wenn Sie Lebensmittel nur einmal anbieten und es nicht wieder versuchen, weil Ihr Kind beim ersten Mal abgelehnt hat.

- Machen Sie nicht bei jeder Mahlzeit den Gesundheitswert zum Thema.
- Belehren Sie nicht mit erhobenem Zeigefinger.
- Seien Sie ehrlich zu Ihrem Kind – belügen Sie es nicht oder mischen Sie ihm etwas unter, denn das führt zu großem Misstrauen. Kommt Ihr Kind dahinter, so empfindet es das als großen Vertrauensbruch.
- Vermeiden Sie sinnlose Diskussionen, sondern vereinbaren Sie mit Ihrem Kind Regeln.
- Präsentieren Sie das Essen mit „das ist gesund", kann leicht der Verdacht entstehen, dass es nicht gut schmeckt.
- Halten Sie keine langatmigen Vorträge, sondern halten Sie verständnisvolle Argumente bereit, die ihr Kind nachvollziehen kann. Diese müssen dann auch dem Alter angepasst sein und auch der „Sprache" des Kindes entsprechen.
- Stecken Sie den Kopf nicht in den Sand, wenn etwas nicht gleich funktioniert, sondern machen Sie weiter – Sie und Ihre Familie werden früher oder später davon profitieren.
- Bauen Sie gesunde Ernährung nicht auf Druck auf, denn so ist sie auf Dauer nicht möglich. Die Freude am Essen soll im Vordergrund stehen.

EIN KLEINER EINBLICK IN DIE UNTERSCHIED-LICHEN ESSTYPEN

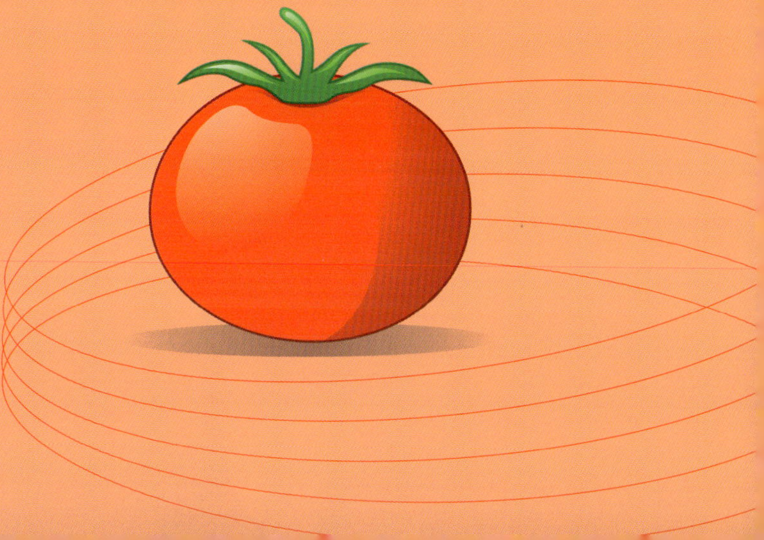

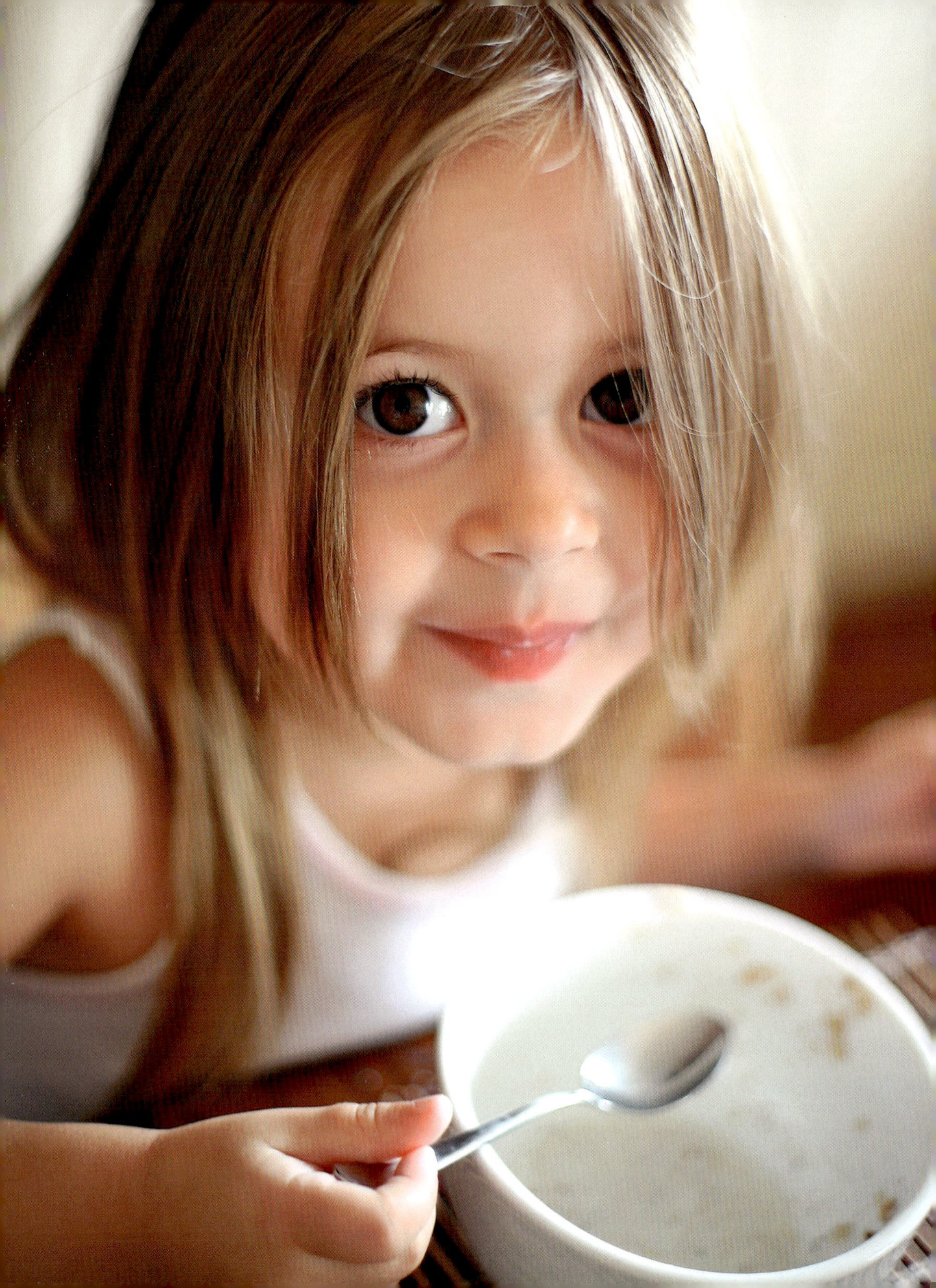

EIN KLEINER EINBLICK IN DIE UNTERSCHIEDLICHEN ESSTYPEN

Kinder können jedes positive wie auch negative Essverhalten erlernen – es hängt nur von der Umwelt ab. Die Vorliebe für bestimmte Lebensmittel ist nicht nur eine Frage des Geschmacks und der Vorbilder, sondern auch eine Frage der Erfahrung und Gewohnheit.
Übergeben Sie Ihrem Kind nicht vollkommen den Verantwortungsbereich bzw. die Führungsrolle beim Essen, denn Kindern fehlt in diesem Alter noch eine Menge an Erfahrung und Wissen. Setzen Sie stattdessen bewusst Grenzen und erarbeiten Sie gemeinsam in der Familie Regeln. Regeln sind klare Vereinbarungen, die einen Rahmen schaffen und Orientierung geben. Somit können auch keine Missverständnisse entstehen und immer wiederkehrende Diskussionen werden vermieden.

Wählerische Esser

Haben Sie ein wählerisches Kind zu Hause?
Leider werden wählerische Kinder oft zum Wählerischsein erzogen. Ein Kind kommt nicht wählerisch auf die Welt und diese Eigenschaft kann auch nicht vererbt werden, sondern ist erlernt.

Findet eine Speise bei Kindern keinen großen Anklang, oder wird sie mit saurer Miene zur Seite geschoben, dann streichen Eltern sie oft aus dem Speiseplan. „Das schmeckt mir nicht“ bekommt meist eine große Aufmerksamkeit. Die Folge ist dann, dass das Gericht nicht mehr angeboten wird und den Kindern unbewusst eine Führungsrolle zugeschrieben wurde.

Was tun bei wählerischen Kindern?

- Es ist wichtig, dass Sie das Gleiche essen wie Ihr Kind und Ihr Kind nicht extra bekochen.
- Bieten Sie im Vorfeld Alternativen an und lassen Sie Ihr Kind wählen.

- Immer wieder anbieten, zum Probieren einladen und nicht im Vorfeld das Nahrungsmittel aus dem Speiseplan streichen. Bieten Sie immer die gleichen Speisen an, wird Ihr Kind mit Skepsis auf Neues reagieren.
- Besprechen Sie das wählerische Verhalten Ihres Kindes nicht mit anderen Eltern oder Bezugspersonen vor dem Kind. Kinder bekommen vieles mit, auch wenn es oft nicht so scheint. Einigen Kindern kann das unangenehm sein, andere können sich in ihrer Rolle sehr bestätigt fühlen und weiterhin den Gemüsemuffel spielen.
- Wenn Sie den Kindern zusätzlich Alternativen anbieten, müssen Sie zusätzlich etwas zubereiten bzw. kochen und sich dies im Vorfeld schon genau überlegen. Je größer Ihre Familie ist, umso mehr Variationsmöglichkeiten brauchen Sie um allen gerecht zu werden.
- Kinder sollen sich frei fühlen dürfen, eine Speise nach dem Kosten ablehnen zu dürfen, im Wissen, dass dies dann auch akzeptiert wird.

Komplizierte Esser

Essen kann gerade in der Trotzphase zu einem Kräftemessen werden. Es kommt dann nicht selten vor, dass Eltern den Diskussionen aus dem Weg gehen und das Kind dann schlussendlich doch das Lieblingsessen erhält, damit es wenigstens etwas zu sich nimmt.

Viele Eltern jagen ihren Kindern mit dem Löffel hinterher, in der Hoffnung, dass sie etwas zu sich nehmen. Ich beobachtete einmal eine Oma, die ihrem Enkelkind das Mittagessen auf den Spielplatz brachte, in einer Thermoskanne warm hielt und es damit auf der Schaukel fütterte – mit der Begründung, dass es zu Hause nichts isst. Welch ein Luxus! Warum soll das Kind da auch beim Mittagessen sitzen bleiben, ein Hungergefühl äußern oder die unbekannte Speise probieren?

Was tun bei komplizierten Essern?

- Viele Eltern haben Sorge, dass ihr Kind zu wenig bzw. gar nichts isst und geben ihrem Kind Süßigkeiten, damit es nicht gar nichts im Magen hat. Doch was lernt das Kind daraus? Es bekommt ganz genau das, was es wollte, es muss nur lange genug die Mahlzeiten verweigern.

- Machen Sie das Essen nicht zu einem großen Thema, sondern gehen Sie locker heran. Reden Sie nicht auf Ihr Kind ein, sondern fangen Sie an, ein gesundes Vorbild zu sein, gesunde Ernährung in Ihren Alltag einfließen zu lassen und beziehen Sie Ihr Kind einfach mit ein, z. B. beim Einkaufen mit der Frage, welche Apfelsorte Sie heute kaufen sollen.
- Essen soll Freude machen, es soll nicht mit Stress und Spannung verbunden sein, sondern mit Genuss. Und es soll schmecken.
- Essen ist genauso eine Tätigkeit wie Schlafen – es ist manchmal sehr hilfreich, wenn man diesem Thema nicht allzu große Bedeutung beimisst.
- Druck erzeugt Gegendruck – es ist wichtig, einen Weg zu finden, um dies zu durchbrechen.
- Reagieren Sie einmal ganz anders als gewohnt – vielleicht kommt dann auch etwas ganz anderes von Ihrem Kind zurück.
- Versuchen Sie einmal eine Speise anders zuzubereiten, dann bekommt sie ein anderes Aussehen, schmeckt anders und kann auch anders benannt werden.

Appetitlose Esser

Ich kann in meinem Kindergartenalltag sehr gut erleben, dass der Appetit der Kinder stark schwankt. In manchen Wochen nehmen einzelne Kinder sehr wenig zu sich, während in anderen Wochen dieselben Kinder beim selben Gericht mit dem Nachholen kaum fertig werden und ich dabei staunend zusehe. Es handelt sich also meist um eine vorübergehende Appetitlosigkeit.

Hat das Kind am Familientisch keinen Hunger, akzeptieren Sie es. Es hat dann auch wenig Sinn, dem Kind einen vollen Teller vorzusetzen und sich auf einen Machtkampf einzulassen.
Eine Routine kann die Esssituation aber erleichtern, versuchen Sie daher einen festen Zeitpunkt für Mahlzeiten einzuhalten.
Vielleicht durchlebt das Kind auch gerade eine sehr spannende Zeit, wie z. B. den Kindergarteneintritt, und es verliert durch die Aufregung für ein paar Tage den Hunger.
Es kommt manchmal gar nicht darauf an, wie viel Ihr Kind isst, sondern ob es wächst und sich normal entwickelt – holen Sie sich hier unbedingt die Meinung Ihres Arztes ein.

Mögliche Gründe fürs „Nicht-hungrig-Sein“:

- Ihr Kind isst zu oft Zwischenmahlzeiten und die letzte liegt knapp vor einer Hauptmahlzeit.
- Süße Säfte und Milch bzw. Flaschennahrung können sehr sättigen.
- Eine Mahlzeit zu verweigern ist auch eine Möglichkeit Aufmerksamkeit zu bekommen.
- Ihr Kind bekommt später etwas, was es viel lieber mag, wie z. B. Schokolade.
- Zwischendurch Essen bzw. Naschen kann ausarten und kann auch den Hunger auf die nächste Mahlzeit verderben.
- Stress und Probleme können Ihrem Kind auch auf den Magen schlagen.
- Vielleicht ist Ihr Kind auch so vertieft in ein Spiel, dass es sich fürs Essen keine Zeit nimmt.
- Wir Erwachsene sind es oft gewohnt, die gleiche Menge zum Frühstück zu verspeisen, z. B. zwei Toastbrote mit einem Ei. Somit ist uns auch bewusst, wie lange wir über den Vormittag kommen. Bei Kindern variiert die Nahrungsmenge und sie können auch nicht abschätzen, wann sich der nächste Hunger meldet und es die nächste Möglichkeit zum Essen gibt.

Ein Kindergartenkind hat z. B. sehr oft das Essen im Kindergarten verweigert und tagelang fast nichts zu sich genommen. Wir haben dann in einem Elterngespräch erfahren, dass die Mutter öfters im Monat eine „Radikal-Diät“ durchführt und gar nichts aß. Hier kann man sehr deutlich sehen, dass das Kind das Ernährungsverhalten der Mutter übernommen hat.

Der Wiederholungs-Esser

Kinder durchleben manchmal Phasen, in denen sie tagelang die gleichen Speisen zu sich nehmen möchten und es scheint, als könnten sie davon nicht genug bekommen – bei mir waren es wochenlang Spaghetti. Denken Sie an schwangere Mütter, vielleicht sogar an Ihre eigene Schwangerschaft, wo Sie auch gerne zu denselben Speisen gegriffen haben.

Kinder lieben Wiederholungen. Sie wollen auch sehr gerne immer die gleichen Bilderbücher vorgelesen bekommen – irgendwann hat aber das Bilderbuch mit der immer gleichen Geschichte vom Klo-Monster den Reiz verloren, und so ist es dann auch beim Vanillepudding.
Verlieren Sie nicht die Geduld, auch diese Zeit wird vorübergehen. Ihr Kind wird auf andere Nahrungsmittel wechseln, geben Sie ihm diese Zeit. Je mehr Sie darauf drängen, dass etwas anderes gegessen wird, umso mehr wird Ihr Kind auf das besagte Gericht bestehen.
Schließen Sie mit Ihrem Kind Kompromisse, z.B. dass es unterschiedliche Beilagen oder verschiedene Salatvariationen zu einem Gericht gibt oder zum Pudding einen Fruchtsalat anstatt dem Himbeersirup.

Der Ess-Liebhaber

Wir leben in einer Überflussgesellschaft und Essen steht uns ständig und in ausreichendem Maße zu Verfügung. Durch das Leben im Schlaraffenland können Kinder ganz leicht verlernen, auf ihren Körper zu hören. Es ist dann schwer, zwischen Hunger und Appetit zu unterscheiden, aber auch zwischen Hunger und Durst – es kann zum Essen gegriffen werden, obwohl der Körper eigentlich durstig ist.
Spürt das Kind Hunger und Sättigung, dann ist das eine wichtige Selbsterfahrung und es lernt somit auf die Bedürfnisse des Körpers zu achten. **Lassen Sie Ihr Kind entscheiden, wann es satt ist** – trauen Sie ihm das von klein auf zu. Denn das Gefühl der Sättigung wahrzunehmen kann verlernt werden, obwohl es in unserer Gesellschaft immer wichtiger wird.
Es lockt das Aussehen der Erdbeertorte, der Geschmack von Vanilleeis, der Geruch von einer frisch gebackenen Pizza, die Konsistenz einer Cremetorte ...
Wir sind fast an jeder Straßenecke einer großen Palette an einem verlockenden Nahrungsangebot ausgesetzt, das unseren Appetit anregen kann, der vor allem in Fahrt kommt, wenn unser Körper mit wichtigen Nährstoffen unterversorgt ist – dann ist man dem Essangebot so richtig ausgeliefert.
Kinder ahmen auch hier das elterliche Vorbild nach und schlemmen mit großem Appetit mit.

Die äußeren Reize beeinflussen häufig auch die Nahrungsaufnahme und es wird zum Essen gegriffen, obwohl gar kein Hunger da ist, sondern aus Langweile, zum Trost oder auch weil andere Gefühle da sind oder der Blutzuckerspiegel Achterbahn fährt. Versuchen Sie, beim „Ess-Liebhaber" herauszufinden, welches Bedürfnis dahinter steckt.

Mit **Heißhunger** umzugehen und einer Versuchung zu widerstehen ist nicht gerade sehr einfach – für Erwachsene wie auch für Kinder.
Mit einem zuckerhaltigen Frühstück kommt es zu einem schnellen Anstieg des Blutzuckerspiegels, und somit ist auch ein schneller Abfall vorprogrammiert. Die Folge eines Abfalls ist dann Heißhunger, worauf wieder ein Anstieg des Blutzuckerspiegels folgt – ein Teufelskreis entsteht.
Entgegenwirken kann man dem Heißhunger durch ein nährstoffreiches Frühstück, Vollkornprodukte, ungesüßte Getränke, Gemüse und Obst in Kombination mit Nüssen, Kernen und Samen, aber auch durch regelmäßige Mahlzeiten.

Es kommt auch manchmal vor, dass für eine Mahlzeit nicht viel Zeit bleibt und das Essen hektisch hinuntergeschlungen wird. Wir übersehen dabei ganz schnell, dass wir satt sind, und essen einfach weiter. Planen Sie daher Mahlzeiten bewusst ein. Wenn es kein warmes Mittagessen gibt und vielleicht auch nicht die Zeit dazu da ist, dann kann es sehr leicht passieren, dass zwischendurch viel gegessen wird, ohne dass wir es merken.
Ich machte diese Erfahrung in meinem Au-Pair-Jahr in den USA. Da die Amerikaner am Abend gemeinsam essen und es zu Mittag Sandwiches gibt, hatte ich immer das Gefühl, dass ich bis zum Abendessen noch nichts gegessen hatte, dabei aß ich ununterbrochen und ohne es bewusst wahrzunehmen einen Cookie nach dem anderen. Die Auswirkungen waren verheerend.

ERNÄHRUNGS-PYRAMIDE

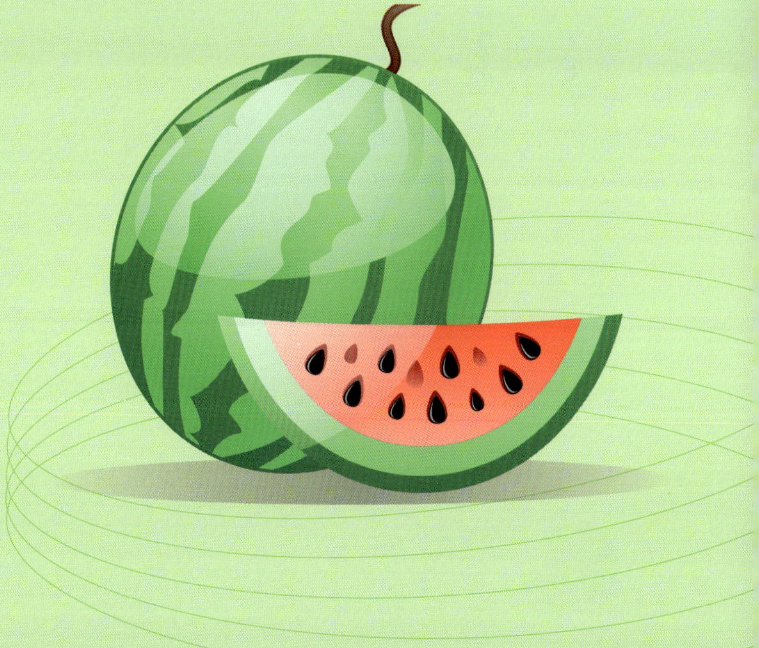

ERNÄHRUNGSPYRAMIDE

Wir müssen unseren Körper mit Energie und den nötigen Nährstoffen versorgen, und dazu brauchen wir eine ausgewogene und abwechslungsreiche Ernährung. Die Ernährungspyramide kann uns dabei unterstützen.

Um eine gesunde Ernährung auf einen Blick für Kinder zu veranschaulichen, ist die Ernährungspyramide sehr hilfreich. Werden Kinder mit dieser vertraut gemacht, können sie nicht nur erkennen, wie vielseitig unsere Ernährung ist, sondern auch, welche Nahrungsmittel unser Körper braucht um fit und gesund zu bleiben.

Die Pyramide zeigt uns, wie viel wir wovon essen sollten. Die verschiedenen Lebensmittel sind in der Pyramide auf 6 Stufen verteilt.

Werkidee:

Eine selbstgemachte Ernährungspyramide

Eine gute Möglichkeit, sich mit dem Konzept der Ernährungspyramide auseinanderzusetzen, ist selber eine eigene herzustellen. Der Großteil der Kindergartenkinder sind begeisterte Werker und werden mit Vergnügen und Kreativität an die Arbeit gehen.

Arbeitsschritte:

1. Sammeln Sie alte Kataloge und Zeitschriften mit Abbildungen von Nahrungsmitteln oder zeichnen Sie diese gemeinsam mit Ihrem Kind.
2. Schneiden Sie und Ihr Kind die besten Bilder aus und suchen den Platz dafür in der Pyramide.

Das Werkstück muss nicht an einem Tag fertig werden, sondern kann sich als ein Projekt über Wochen hinziehen – immer, wenn ein gutes Bild gefunden wird, kleben Sie es einfach dazu. Man kann der Pyramide dabei so richtig beim Wachsen zusehen.

Die Basis der Pyramide sind die Getränke. Die 2. Stufe bilden Obst und Gemüse, Stufe 3 sind Kohlenhydrate. Auf Stufe 4 haben die Milchprodukte ihren Platz. Weiter oben auf Stufe 5 sind Öle und Fette zu finden. Ganz oben auf Stufe 6 sind die Süßigkeiten angesiedelt.

Für Kinder ist nicht nur eine Veranschaulichung durch die Ernährungspyramide von Bedeutung, sondern auch die aktive Auseinandersetzung damit. Kinder möchten erleben und erfahren, beobachten, *be*greifen und vergleichen.

Würfelspiel

Ein selbstgemachtes Spiel ist natürlich etwas ganz Außergewöhnliches.
Sie brauchen dazu einige Kopien der Ernährungspyramide und Buntstifte zum Bemalen.

Arbeitsschritte:
Die Pyramide mehrmals kopieren – pro Mitspieler werden zwei Stück benötigt (eine in Farbe und die andere in Schwarz-Weiß).
Zuerst werden die Pyramiden bemalt und in die unterschiedlichen Reihen zerschnitten. Jede Reihe erhält auf der Rückseite Würfelpunkte von 1–6 oder in Form von Zahlen.
Als nächstes kommen die Ernährungspyramiden in Schwarz-Weiß für jeden Mitspieler an die Reihe. Diese müssen nur kopiert und mit einem stärkeren Karton hinterklebt werden. Von Vorteil wäre es, die einzelnen Teile zu laminieren.

Spielregeln:
Alle „Schichten" werden vermischt und mit der Punktezahl nach oben in die Kreismitte gelegt. Ziel des Spiels ist es, dass jedes Kind seine Ernährungspyramide zusammensetzt. Gewürfelt wird im Uhrzeigersinn, jedes Kind würfelt einmal und nimmt das entsprechende Teil.
Wer seine Pyramide zuerst in Bunt vor sich liegen hat, hat gewonnen.

Variante für jüngere Kinder:
Die Ernährungspyramide als Puzzle zusammenbauen.

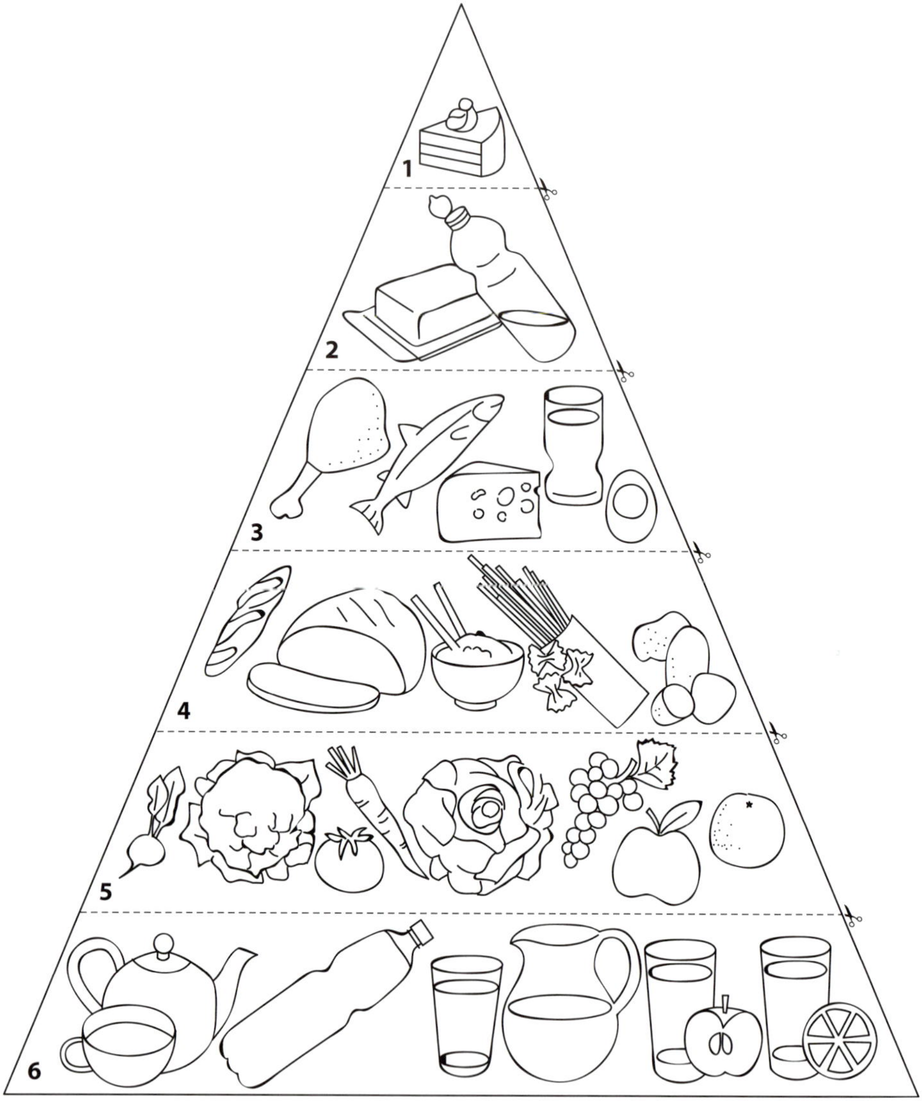
1
2
3
4
5
6

Stufe 1: Getränke

Wasser ist für unseren Körper sehr wichtig. Das Wasser ist auch Hauptbestandteil des Blutes und versorgt die Zellen mit Baustoffen und Energie. Haben wir zu wenig getrunken, fangen die Nieren sofort an Wasser einzusparen und die Entgiftung und Reinigung des Blutes funktioniert nicht mehr einwandfrei. Die Nieren werden dadurch belastet, was Nierenprobleme mit sich bringt.

Durst ist immer ein Signal, dass bereits ein Flüssigkeitsmangel da ist. Das Flüssigkeitsdefizit kann sich in Form von Müdigkeit, Kreislaufproblemen, Verstopfungen, Kopfschmerzen und Schwindel zeigen. Es ist daher sehr empfehlenswert, bereits zu trinken, bevor sich das Durstgefühl meldet.

Trinken beugt der Konzentrationsschwäche und Müdigkeit vor! Ideal sind je nach Alter 1 bis 1,5 Liter Flüssigkeit – lieber ein Glas zu viel als zu wenig.
Vor allem an heißen Tagen und bei körperlichen Aktivitäten sollte viel getrunken werden.

Trinkstation

Viele Kinder achten nicht auf das Trinkbedürfnis, wenn sie sehr in ein Spiel vertieft sind, und bemerken das Durstgefühl dann äußerst spät. Sie vergessen aber weniger darauf, wenn genug zum Trinken bereitgestellt ist.
Eine gute Möglichkeit ist es, eine Trinkstation für die Familie einzurichten. Hier ist wichtig, dass diese unbedingt in Augenhöhe der Kinder ist, damit sie sich selbständig einschenken und bedienen können und auch nicht darauf vergessen. Das kann z. B. ein kleiner Tisch in der Küche sein oder ein stabiler Hocker in der Nähe des Spielbereichs. Die Trinkstation wird am Beginn sehr interessant sein und vielleicht „unter Wasser stehen". Hier ist wiederum Ihre Geduld gefragt. Damit die Trinkstation nach einigen Wochen nicht in Vergessenheit gerät, bieten Sie unterschiedliche Getränke an, dekorieren und gestalten Sie sie abwechslungsreich und liebevoll – schmieden Sie gemeinsam „Getränke-Pläne"!
Beziehen Sie Ihr Kind in die Planung mit ein und greifen Sie dabei auch Ideen Ihres Kindes auf.

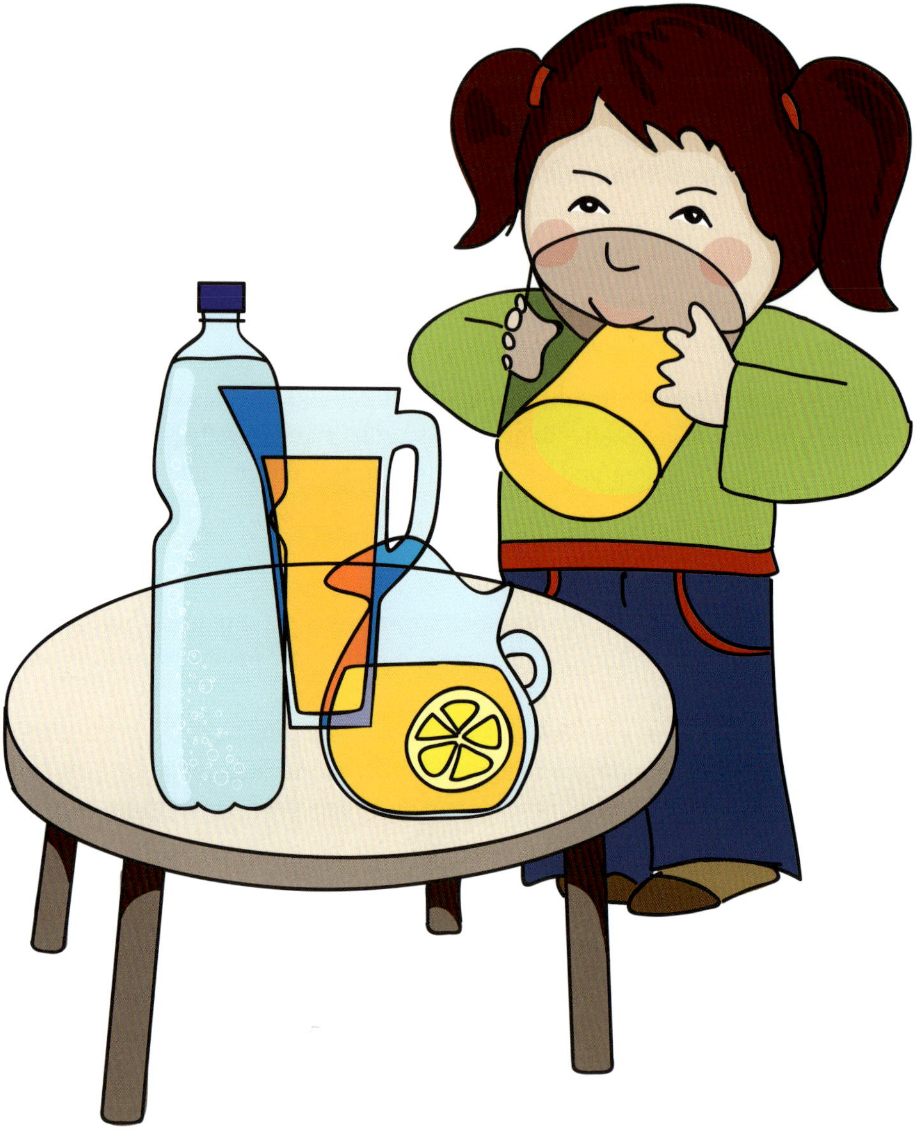

Hier einige Tipps für Ihre zukünftige Trinkstation:

- verschiedenste Teesorten anbieten
- Krüge oder eine schöne Karaffe mit unbehandelten Zitronenscheiben oder Orangenscheiben dekorieren
- energetisierende Steine in die Wasserkrüge geben – das sieht auch optisch sehr schön aus
- hin und wieder Strohhalme in unterschiedlichen Formen und Farben anbieten
- Getränkeliste führen: für jedes ausgetrunkene Glas darf man einen Sticker auf ein Plakat neben der Getränkestation kleben oder ein Symbol daneben malen – somit hat jeder den Überblick
- jeder darf sein eigenes Glas bemalen
- Trinkpausen für die Familie einlegen, um zum gemeinsamen Trinken an der Trinkstation einzuladen, und mit Pauken und Trompeten anpreisen

An heißen Sommertagen sind **Eiswürfel** ein Hit. Es gibt viele lustige Eiswürfelformen mit unterschiedlichen Motiven. Das Klingeln der Würfel im Glas kann Kinder ganz schnell anlocken.
Vergessen Sie auf keinen Fall eine kleine Eröffnungsfeier Ihrer Trinkstation. Eine Möglichkeit wäre, diese mit einem weißen Leintuch zu enthüllen, mit schönen Gläsern anzustoßen und sie mit einer feierlichen Rede zu ehren.

Wasser

Viele Kinder trinken vom Babyalter an süße Getränke mit der Begründung, dass sie es lieber haben. Oft wird gar nicht versucht, Kindern Wasser schmackhaft zu machen. Viele Kinder lernen also nie ungesüßte Getränke kennen.
Ich lege im Kindergarten deshalb immer großen Wert darauf, dass es zum Mittagessen Wasser gibt und auch an der Trinkstation ungesüßte Getränke angeboten werden, was für einige Kollegen fast eine größere Umstellung war als für die Kinder.

Kinder sollten von klein auf lernen, dass Wasser den Durst am besten löscht. Je früher Kinder an reines Wasser gewöhnt sind, umso mehr werden sie gegen den Durst dazu greifen. Ist Ihr Kind gewöhnt, Saft zu trinken, dann kann die Umstellung auf Wasser sehr lange dauern – geben Sie Ihrem Kind diese Zeit.

Die Umstellung funktioniert natürlich nicht von einem Tag auf den anderen. Leichter geht es, wenn man **Fruchtsäfte nach und nach immer mehr mit Wasser verdünnt** – gehen Sie dies langsam an, dann entsteht weniger Frustration. Also zuerst das Getränk halb mit Wasser aufspritzen und den süßen Saftanteil von Woche zu Woche verringern – auch hier ist die Geduld wieder auf die Probe gestellt. Beziehen Sie Ihr Kind unbedingt mit ein. Treffen Sie gemeinsam eine Vereinbarung und verfolgen Sie gemeinsam Ihr Ziel. Sie können dies auch sichtbar machen, indem Sie **kleine Striche am Glasrand machen** um zu sehen, wie viel Fruchtsaft Sie heute hineingegeben haben und wie viel Sie letzte Woche noch getrunken haben – so kann der Fortschritt beobachtet werden.

Saft

Es gibt verschiedene Möglichkeiten Säfte zu sich zu nehmen, nämlich in Form von Konzentraten, direkt gepresst, als Direktsaft, Dicksaft, Fruchtnektar oder in Fruchtsaftgetränken.
Viele Säfte sind einem langen chemischen und technischen Verfahren ausgesetzt und verlieren dadurch sehr viele fruchteigene Geschmacksstoffe und auch Inhaltsstoffe. Der Saft muss dann geschmacklich und farblich wieder aufbereitet werden und das mit Hilfe von Chemie und Zucker. Hier ist es wichtig, einen Blick auf das Etikett zu werfen. Aromen, Farbstoffe, Konservierungsstoffe oder Süßstoffe haben hier nichts zu suchen.

Geeignete abwechslungsreiche Getränke:

- Leitungswasser ist der ideale Durstlöscher, zuckerfrei, verpackungsarm, kalorienarm und quasi immer mit dabei
- ungesüßte Kräuter- und Früchtetees
- Es muss nicht immer Orangen- oder Multivitaminsaft sein, sondern auch mal Apfel-, Holunder-, Trauben- oder Karottensäfte
- Gemüsesäfte sind verdünnt auch Durstlöscher und liefern dabei noch einige Vitamine und Mineralstoffe mit.
- Mixen Sie mit Ihrem Kind verschiedene Säfte und suchen Sie gemeinsam nach lustigen Namen: pürierte Gurken – Joghurt – Mineralwasser oder Tomatensaft – Zitrone – Wasser oder Karottensaft – Grapefruitsaft – Mineralwasser

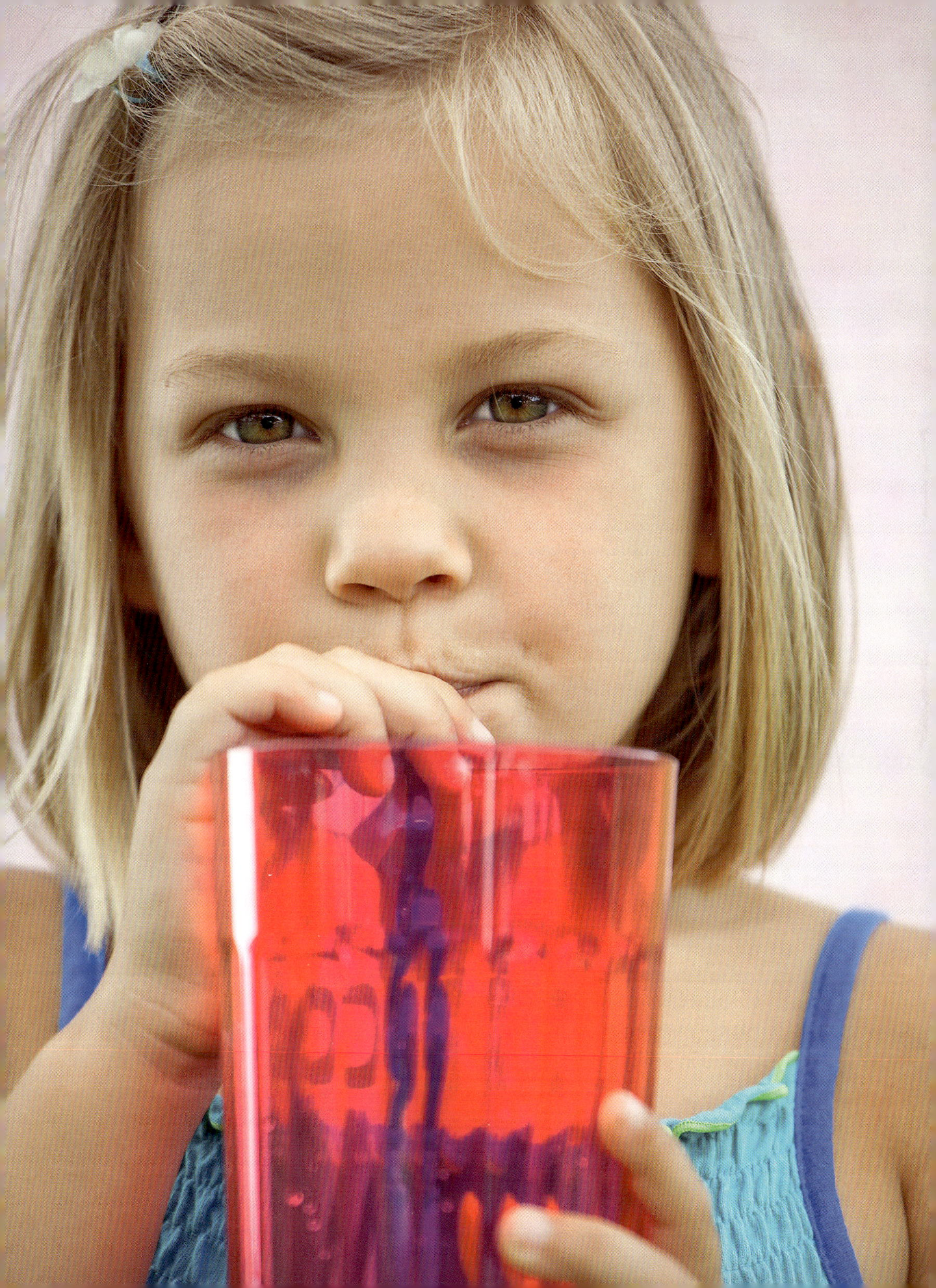

Achtung – süße Getränke gehören eigentlich an die Spitze der Pyramide:

- Eistee, Limonaden und andere Softdrinks sind wahre Zuckerbomben – in einem Glas süßen Getränks können Unmengen an Zuckerwürfeln enthalten sein.
- Es bleibt meist nicht bei einem süßen Getränk am Tag.
- Koffeinhaltige Getränke sind für Kinder nicht geeignet. Eine Dose Energydrink können mehrere Tassen starken Kaffee enthalten!
- Viele Softdrinks enthalten außer Wasser kaum andere natürliche Substanzen. Für den Geschmack sorgen künstlich zugesetzte Aromen und für die peppige Farbe und das Design die Farbstoffe.
- Getränke mit synthetischen Süßstoffen (Aspartam, Acesulfam, Saccharin, Cyclamat usw.) sowie künstliche Farb- und Aromastoffe sind keine empfehlenswerten Durstlöscher.
- Milch und Milchprodukte zählen nicht zu den Getränken – Milch kann eine Mahlzeit ersetzen.
- Bio-Säfte enthalten zwar keine Zusatzstoffe, aber oft sehr viel Zucker.
- Fruchtsäfte können nach ein paar Schlucken schon sehr leicht sättigen.

Ein wichtiger Grundsatz ist: je natürlicher, desto besser!

Ihr Kind möchte nur zu zuckerhaltigen Getränken greifen?
Neben Ihnen als gutes Vorbild ist auch ein bewusster Umgang gefragt. Ich trinke z. B. sehr selten Cola und wenn ich eines trinke, dann zu einem bestimmten Anlass im Restaurant. Suchen Sie gemeinsam mit Ihrem Kind nach diesen Vereinbarungen (Softdrinks im Restaurant oder/und zu den Kindergeburtstagen).

Mineralwasser

Jedes Wasser hat einen anderen Geschmack, daher sollte es auch öfter gewechselt werden.

Tee

Es gibt zahlreiche aromatisierte Tees. Wenn auf dem Etikett „Aroma“ steht, dann ist immer ein industrielles Verfahren vorangegangen.
Ich bin z. B. ein großer Fan von Sonnentor (www.sonnentor.com). Hier findet man neben einer großen Auswahl und lustigen Teesortennamen ausgezeichnete und biologische Qualität.

Was tun, wenn Kinder ungesüßten Tee verweigern?

- Tees mit Agavendicksaft süßen
- Apfeltee mit einem Schuss Holunderblütensaft verfeinern
- Hagebuttentee mit frisch gepresstem Orangensaft süßen
- Zitronenmelissetee mit Apfelsaft und einer Prise Zimt verfeinern
- Im Sommer macht es auch großen Spaß, Eistee selbst herzustellen:
  Den Tee kochen und ihn entsprechend ziehen lassen. In der Zwischenzeit viele Eiswürfel in einen Krug geben. Den heißen Tee über die Eiswürfel leeren, eventuell mit Minzeblättern oder Zitronenscheiben dekorieren und mit einem Strohhalm genießen.

Stufe 2: Obst und Gemüse

Obst und Gemüse sind reich an Vitaminen, Mineralstoffen, Ballaststoffen und sekundären Pflanzenstoffen. Wenn Kinder von klein auf lernen, dass Gemüse einen wesentlichen Platz in der Mittagmahlzeit einnimmt, ist schon ein großer Beitrag zu einer ausgewogenen Ernährung geleistet.
Es sind in Obst und Gemüse so viele wichtige Nährstoffe enthalten, dass man Obst und Gemüse fünfmal am Tag essen sollte. Eine Portion entspricht einer Handvoll – also so viel, wie in eine Hand passt. Kleine Hände sind also kleine Portionen und große Hände große Portionen. Das Praktische daran ist, dass die Hand mitwächst und man immer die richtige Portionsgröße mit dabei hat.
Ein weiterer Vorteil dieser Regel ist, dass bei fünf Portionen Obst und Gemüse wenig Platz im Magen für Süßigkeiten bleibt.
Doch wie schafft man diese fünfmal am Tag?

Hier einige Tipps:

- Den Tag mit Obst und Gemüse starten, z. B. mit Müsli (siehe Frühstück)
- Die Jause sollte immer frisches Obst und Gemüse beinhalten
- Ein Salat eignet sich prima als Vorspeise
- Gemüse sollte als Beilage nicht fehlen
- Obst kann auch als Dessert angeboten werden
- Karotten, Kohlrabi, Paprika, Gurken und Karotten kann man zwischendurch knabbern

- Gemüsesuppen in cremiger oder klarer Form genießen
- Trockenfrüchte
- Obst und Gemüse als Brotbelag verzehren – z. B. Kiwischeiben, Erdbeerscheiben, Apfelscheiben, Paprikastreifen, Radieschenscheiben (siehe Rezeptteil)

Überfordern Sie Ihr Kind nicht von einem Tag auf den nächsten mit den fünf Portionen. **Steigern Sie die Dosis sehr, sehr langsam und auch mit Bedacht.** Bieten Sie kleine Portionen an. Wollen Sie Ihr Ziel von 100% sofort erreichen, ist Misserfolg vorprogrammiert.

Hat Obst und Gemüse erst einen fixen Platz im Speiseplan, wird es für die Kinder selbstverständlich.
Kinder essen das, was ihnen angeboten wird. Wenn ein Kind zu keinem Gemüse greift, fragen Sie sich, ob es die Chance bekommen hat, Gemüse zu kosten.

Ein fünfjähriges Kind hat mir einmal voller Überzeugung die Frage gestellt: „Nicht wahr, Jenny, Salat wächst auf Bäumen!“
Es ist wichtig, dass Kinder Obst und Gemüse beim Namen kennen, wissen, wann es Saison hat und wie es zubereitet wird, denn dies ist eine bedeutende Grundlage für ein gesundes Essverhalten. Manche Kinder im Alter von 13–14 Jahren können schwer bis gar nicht eine Karotte beschreiben, da der Zugang völlig fehlt. Wenn man den Kindern dann Obst und Gemüse erklärt und zeigt, lassen sie vieles zu und zeigen auch Interesse daran. Dann schmeckt der Salat um einiges besser und auch die Karotte wird gegessen werden, weil das Wissen da ist, wie sie aussieht, wie und wo sie wächst oder weil womöglich in Erinnerung gerufen wurde, dass es sie überhaupt gibt.

Trockenfrüchte

Bei Trockenfrüchten besteht bei mir oft die Gefahr, dass ich die ganze Packung auf einmal verschlinge. Ein hilfreicher Maßstab ist, wie viele frische Aprikosen man auf einmal essen kann. Das wären etwa zwei bis drei Stück – so viele Trockenfrüchte kann man dann auch auf einmal genießen.
Achtung: bei Trockenfrüchten ist manchmal sehr viel Zucker untergemischt. Auch hier ist es sinnvoll, einen Blick auf das Etikett zu werfen und zur ungezuckerten Variante zu greifen.

Nährstoffverlust

Im erntefrischen Zustand sind in Obst und Gemüse viele Vitamine, Mineral- und Ballaststoffe enthalten. Je frischer und naturbelassener sie also sind, desto mehr Vitamine und Nährstoffe bringen sie mit. Lange Transportwege, lange Lagerung, Wärme, Licht und unreif geerntetes Gemüse und Obst führen zu einem Nährstoffverlust. Obst und Gemüse strotzen kurz vor dem Ernten vor süßem Geschmack und Vitaminen – am besten wäre es also, wenn man es direkt vom Baum oder vom Feld essen könnte.

Was müssen Sie beachten, um Ihr Kind mit genügend Nährstoffen zu versorgen?

- Frisches Obst und Gemüse – liegt ein Salatkopf sehr lange im Kühlschrank, dann verliert er von Tag zu Tag an Nährstoffen.
- Greifen Sie zu saisonalem Obst und Gemüse, denn weite Transportwege, grün geerntetes Obst und Gemüse und schlechte Lagerung führen zu einem Nährstoffverlust.
- Saisonale und heimische Obst- und Gemüsesorten enthalten sehr viele Vitamine und Nährstoffe im Gegensatz zu Obst- und Gemüsesorten aus anderen Ländern. Diese werden geerntet, bevor sie ihre volle Reife und Süße erreichen, da sie einen langen Transportweg haben und so nicht zu schnell verderben. Vieles reift dann in der Verpackungskiste im Flugzeug nach – ohne Sonneneinstrahlung. Dieses künstliche Nachreifen kann man nicht mit dem Reifeprozess vergleichen, der in der Natur stattfindet, denn er bringt einen großen Verlust an Geschmack und Nährstoffen mit sich.
- Bedenken Sie, dass viele Früchte, die von weit her kommen, in einem Land wachsen, wo andere Richtlinien zu Schädlingsbekämpfungsmitteln gelten und auch danach gehandelt wird.
- In Supermärkten wird oft mundgerecht geschnittenes Obst im Plastikbehälter angeboten, z. B. Kiwis, Ananas oder Mangos. Schließen Sie hier nicht aus, dass es sich um Obstabfälle handelt. Es ist zwar sehr praktisch, vor allem wenn man unterwegs ist. Der Nachteil ist allerdings, dass die offenen Schnittstellen für Bakterien sehr anfällig sind und immer weniger Nährstoffe enthalten sind.
- Tomaten zum Beispiel wachsen auch auf Steinwolle in großen Hallen. Diese Tomaten entwickeln daher weniger Geschmack und weniger Vitamine. Seien Sie kritisch beim Einkaufen.

Werkidee:

Vitalometer

Das Vitalometer kann bei den fünf Portionen behilflich sein. Gestalten Sie es gemeinsam mit Ihrem Kind und finden Sie gemeinsam einen passenden Platz, z.B. in der Küche, in der Nähe der Obstschale oder an der Kühlschranktür. Achten Sie darauf, dass es nicht aus Ihrem Blickfeld wandert und auch in das Blickfeld Ihres Kindes fällt.

Jedes Mal, wenn eine Portion Obst oder Gemüse verzehrt wurde, wandert der Schieber eine Etage höher.

Wer am Ende des Tages oben angekommen ist, hat seine fünf Portionen geschafft und kann stolz auf sich sein.

Wie können Sie Ihrem Kind Nährstoffe bieten?

- Bieten Sie so oft wie möglich Obst und Gemüse an – nicht nur als Rohkost, sondern auch in Form von Kompott. Vor allem im Winter wärmt ein selbstgemachtes warmes Apfelkompott von innen – vergessen Sie nicht das Wasser mitzutrinken.
- Lassen Sie Obst und Gemüse nicht zu lange im Wasser liegen, denn dadurch gehen viele wasserlösliche Stoffe verloren.
- Waschen Sie also das Gemüse und Obst zuerst und schneiden Sie es erst dann klein, denn Sauerstoff, Wärme und Licht können Vitamine zerstören. Mixen Sie das Salatdressing zuerst und bereiten Sie den Salat erst dann zu. Obstsalate gleich genießen.
- Greifen Sie zu saisonalen und heimischen Obst- und Gemüsesorten.

Was heißt saisonal?

In zahlreichen Supermärkten kann man viele Obst- und Gemüsesorten meist das ganze Jahr über finden. Ich konnte in meiner Kindheit Erdbeeren nur zur Frühlingszeit genießen und habe diese Zeit mit großer Vorfreude erlebt. Erdbeeren waren dann etwas ganz Besonderes und die Schokolade war zweitrangig. Heute ist fast das ganze Jahr über Erdbeerzeit. Für Kinder ist es deshalb sehr schwer zu wissen, was zu welcher Jahreszeit wächst und was gelagert werden kann.

Vitalometer

für die ganze Familie

zum selber Basteln

1. Male das Obst und Gemüse in den Schiebern so an, wie es dir gefällt.
2. Fertige für jeden in deiner Familie eine Kopie der zweiten Seite an.
3. Schneide entlang der schwarzen Linie.
   Vergiss nicht, auch den Schlitz aufzuschneiden!
4. Falze alles an den gestrichelten Linien.
5. Klebe ein Foto von dir auf die dafür vorgesehene Fläche.
6. Klebe die beiden Flächen A jeweils auf der Rückseite des Bildes fest und knicke die Flächen B nach außen, ohne sie anzukleben.
7. Stecke den Schieber in den Schlitz und knicke die Flächen B hinter dem Schlitz.
8. Klebe den Schieber mit den Flächen C zu.
9. Zum Aufhängen stich ein Loch oben in die Mitte ein Loch.

So könnte dein fertiges Vitalometer aussehen!

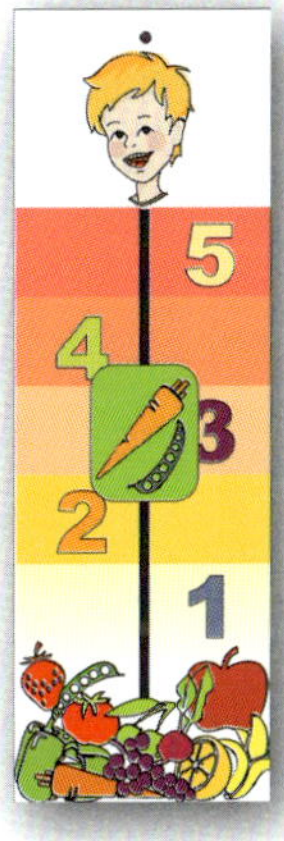

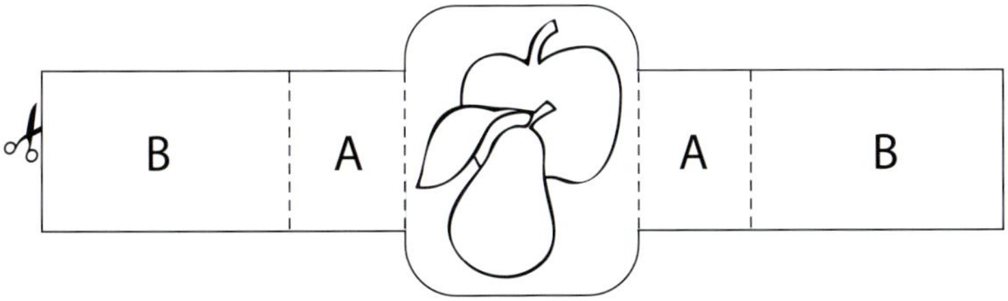

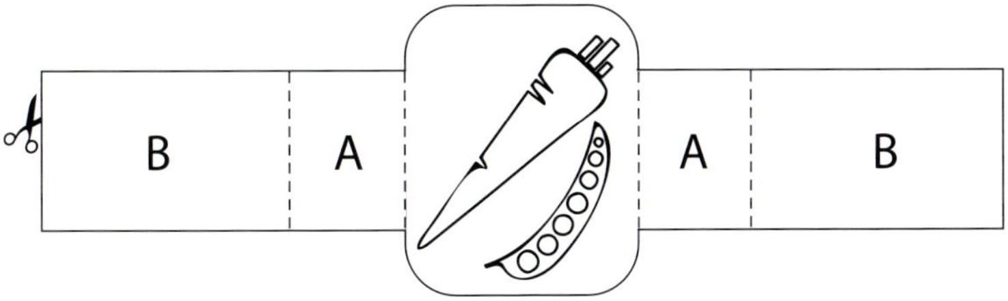

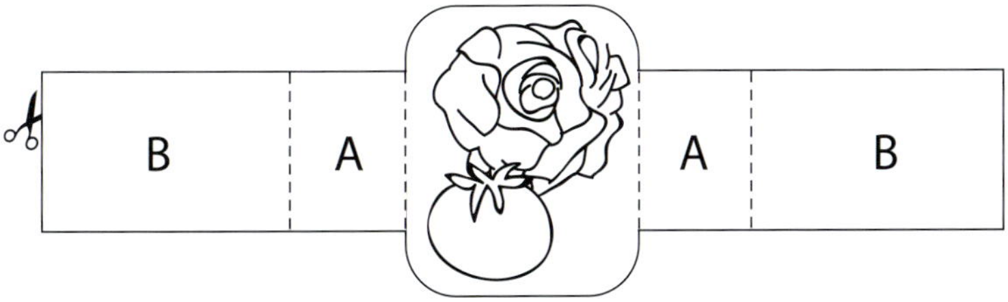

schneiden
falten

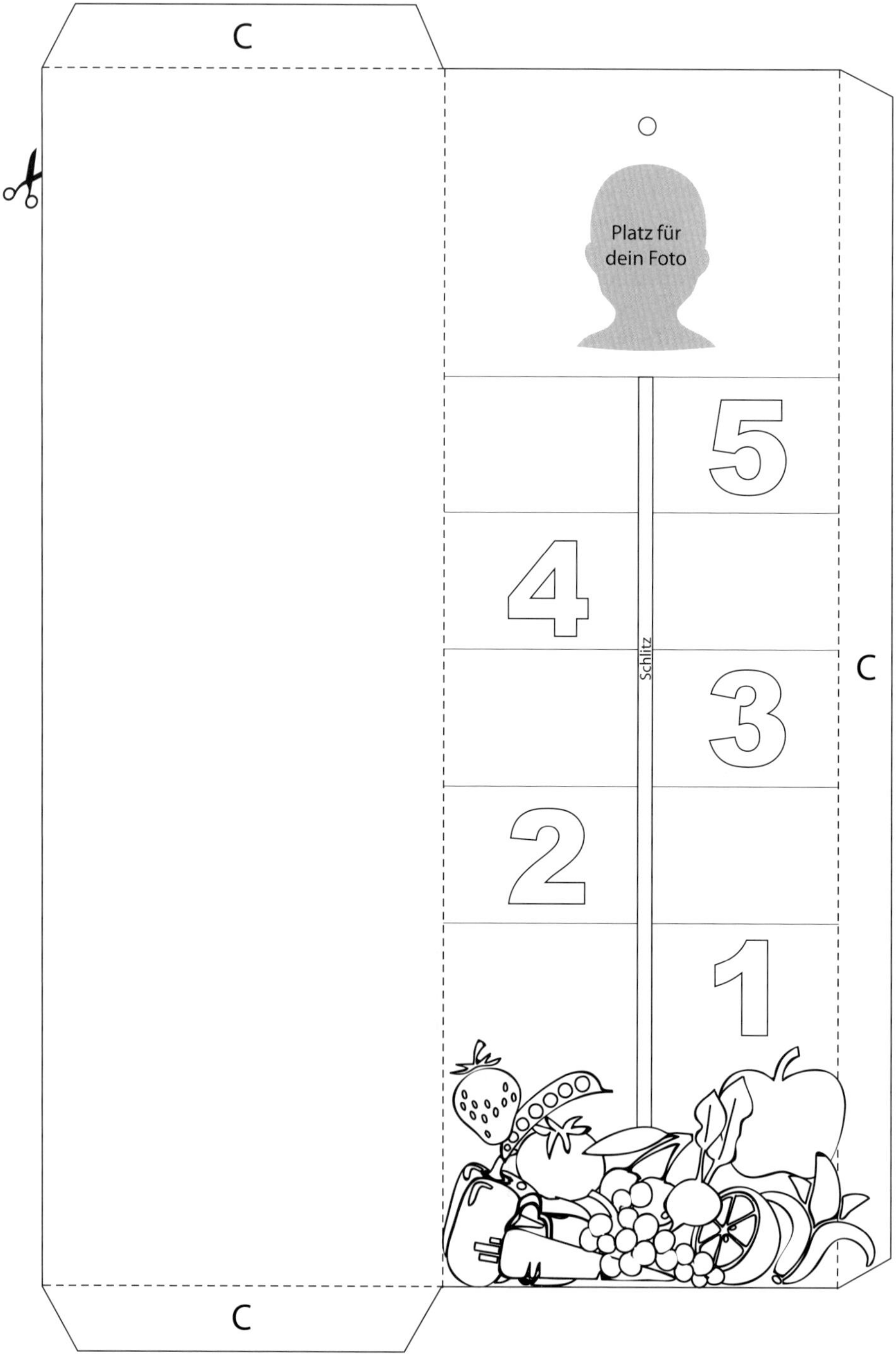
C
Platz für
dein Foto
5
4
Schlitz
3
C
2
1
C

Besuchen Sie mit Ihrem Kind einen Markt, denn dort gibt es meist Obst und Gemüse nach Saison. Hier können Sie dann das Angebot mit den Sinnen erleben: riechen, tasten, schmecken, sehen, hören – denn ausgereiftes Obst und Gemüse riecht und schmeckt man, es fühlt sich anders an, sieht auch viel farbenprächtiger aus und hört sich beim Hineinbeißen knackiger an.
Es entsteht somit langsam ein Bewusstsein für den Kreislauf der Natur und die Wege, die die verschiedensten Lebensmittel zurückgelegt haben.

Der Winter bietet weniger frisches Gemüse an, dies darf aber nicht dazu führen, dass gar kein Gemüse gegessen wird. Greifen Sie zu den wenigen Gemüsesorten, die man im Winter frisch bekommen kann. Auch Lagergemüse, Tiefkühlgemüse und Konserven können eine Möglichkeit sein – es ist besser dieses zu verwenden, als in dieser Jahreszeit gar kein Gemüse zu essen.

Transport führt nicht nur zur Nährstoffverlust, sondern verursacht auch gewaltige Umweltschäden, etwa einen erhöhten CO_2-Ausstoß. Sie können hier entgegenwirken, indem Sie nicht zu weitgereistem Obst und Gemüse greifen, sondern genau auf Herkunft und Anbau achten und inländische biologische Produkte wählen.

Vergessene Gemüsesorten

Es gibt auch zahlreiche vergessene Gemüsesorten wie z. B. **Schwarzwurzeln, Portulak, Rapunzel, Topinambur, Mangold** – machen Sie sich mit Ihrem Kind auf die Suche und kosten Sie sich durch, was sehr spannend sein kann.

Thermische Wirkung

Exotische Früchte öffnen die Poren und kühlen somit den Körper – dies erzeugt innerlich Kälte. Sie eignen sich daher eher für die warme Jahreszeit.
Man kann sagen: Obst und Gemüse, das lange der Sonne ausgesetzt ist, kühlt den Körper.

Die Natur hat es für den Menschen so eingerichtet, dass uns das Gemüse mit Stoffen versorgt, die wir in der jeweiligen Jahreszeit benötigen, z. B. das Lagergemüse wärmt im **Winter** und gleicht den äußeren Kälteeinfluss aus und stärkt auch das Immunsystem.

Im **Frühling** ist das saisonale Obst und Gemüse sehr wasserhaltig und reich an Vitamin C. Es baut gesammelte Körperfette, die über den Winter gespeichert wurden, ab.
Im **Sommer** hat es eine sehr kühlende Wirkung und im **Herbst** ist es kräftigend, spendet wohltuende Energie und hilft dem Körper, Reserven für den Winter anzulegen.

Gemüsezubereitung

Damit das Gemüse seine gesundheitsfördernden Inhaltsstoffe und Nährstoffe beibehält, muss man auf eine schonende Zubereitung achten.
Wer sehr gerne Süßes isst, sollte das **Gemüse in größere Stücke schneiden,** denn dadurch schmeckt es um einiges süßer.
Es ist auch empfehlenswert, das Gemüse so natürlich wie möglich zu genießen. Wenn man an künstliche Aromastoffe gewöhnt ist, wird Obst und Gemüse eher fad und langweilig schmecken, aber nach mehrmaligen Versuchen haben sich die Geschmacksknospen neu entfaltet und Geschmacksnuancen entwickelt.

Gemüse kann man auf vielerlei Art und Weise zubereiten.
Kurze Garzeiten, Dünsten und Dämpfen schonen die Vitamine. Das Gemüse soll **am besten knackig** bleiben – so bleiben auch die Nährstoffe enthalten.

Dünsten

Beim Dünsten, einer sehr schonenden Zubereitungsmethode, ist das Gemüse nicht ganz mit Wasser bedeckt und wird bei kleiner Hitze mit Deckel gegart. Die Temperatur beträgt unter 100 Grad.

Dämpfen

Das Dämpfen ist dem Dünsten sehr ähnlich und ebenfalls schonend. Dabei wird ein spezieller Dämpfeinsatz verwendet. Zuerst kommt etwas Wasser in den Topf, dann der Einsatz mit dem Gemüse, wobei sich Wasser und Einsatz nicht berühren. Der Topf wird bedeckt. Nach einiger Zeit ist das Gemüse nährstoffreich zubereitet.

Beim **Kochen** liegt das Gemüse im Wasser und die Temperatur steigt über 100 Grad.

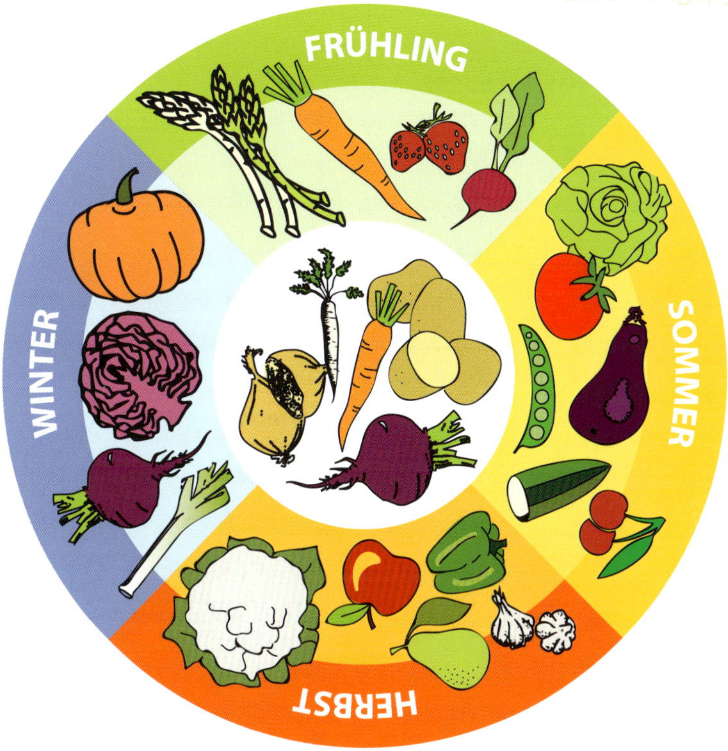

Werkidee: Gemüse-Saisonkalender

Eine Möglichkeit wäre auch einen Saisonkalender mit Ihrem Kind zu gestalten. Das Einzige, was Sie dazu brauchen, ist ein großes Blatt Papier und Bilder bzw. Fotos von den einzelnen Obst- und Gemüsesorten.

Das Blatt einfach in vier Kategorien einteilen (also den vier Jahreszeiten) oder in 12 Kategorien (den 12 Monaten). Je nach Jahreszeit bzw. Monaten können Sie dann Obst und Gemüse gemeinsam dazukleben. Dies würde sich z. B. nach einem Einkauf beim Auspacken der Nahrungsmittel eignen. Am Ende des Jahres haben Sie dann einen wunderschönen selbstgemachten Saisonkalender, der sicher mehr Anklang findet, schöner und wertvoller ist als ein gekaufter. Der Kalender kann seinen Platz auch in einem wunderschönen Rahmen und einem passenden Ort zum Aufhängen finden. Auch hier eignet sich wiederum die Küche sehr gut.

Ich koche Gemüse eigentlich nur dann, wenn ich eine Suppe zubereite und wenn, dann nur sehr leicht. Die Nährstoffe gehen dabei ins Wasser über, deshalb sollte das Wasser auch mit verzehrt werden.

Im Backofen

Gemüse kann auch im Backofen zubereitet werden, was ich sehr gerne mache, da das Gemüse nicht nur sehr schön aussieht, sondern auch wunderbar schmeckt.
Ein Backpapier auf das Backblech legen, verschiedenes Gemüse darauf verteilen, ein zweites Papier darüber legen, die vier Seiten ein bisschen umschlagen und beispielsweise zutackern. Es kommt dann bei 180 Grad für ca. 20 Minuten in den Ofen.

Vielen Kindern fällt bei dem Wort *Spinat* nur die cremige Form ein. Eine andere Möglichkeit wäre, die Blätter frisch auf dem Markt zu kaufen und sie auch einmal in einer anderen Form zu essen.

Finden Sie heraus, wie Ihr Kind Obst und Gemüse am liebsten mag bzw. bevorzugt. Roh oder gekocht? In große oder in kleine Stücke geschnitten? In Streifen oder in Quadrate geschnitten? Geviertelt oder halbiert? Oder liebt es die Abwechslung?
Besonders beliebt ist bei Kindern das **Fingerfood:** Das Gemüse wird in Streifen geschnitten, die dann in einen Dip getaucht werden können. Auch Obst kann mit einem Joghurt-Topfen-Dip (siehe Rezeptteil) gegessen werden.
Kinder haben aber auch Freude daran, wenn sie ihr Obst und Gemüse selber schneiden dürfen.
Es ist auch sehr schön, wenn man sich mit einem Kind ein Stück Obst oder Gemüse teilt, denn durch Teilen entsteht ein Gemeinschafts- und Verbundenheitsgefühl.

Kochen Sie das Gemüse auf Biss – somit können die Kinder noch geschmacklich erkennen, was sie auf dem Teller liegen haben, und es tut auch den Inhaltsstoffen gut. Auch der Salat sollte beim Servieren noch knackig sein und nicht in der Marinade ertrinken.

Obst und Gemüse in einer etwas anderen Form

Frisch gepresste Säfte

Kinder, die ungern Obst essen, können ein Glas Fruchtsaft durch eine Portion Obst ersetzen. Am besten zu frisch gepressten Säften greifen – diese nicht länger stehen lassen, sondern gleich trinken, damit sie ihre Vitamine nicht verlieren.
Wenn Sie die Säfte verdünnen, werden sie auch zu Durstlöschern.

Smoothies

In den letzten Monaten sind Smoothies auf den Markt gekommen und erfreuen sich großer Beliebtheit. Smoothies sind aus der ganzen Frucht bzw. aus dem Fruchtmark hergestellt und zu einem dickflüssigen Brei verarbeitet. Schauen Sie genau auf die Zutatenliste.
Besteht der Smoothie aus sauren Obstsorten wie z. B. Himbeeren und Brombeeren, könnte man ihn ohne Zuckerzusatz kaum trinken, da er viel zu sauer wäre. Wurden dem Getränk künstliche Vitamine zugesetzt? Warum eigentlich? Es müsste doch genug im Obst enthalten sein, oder? Schauen Sie auch darauf, wo das Getränk produziert wurde. Kommt es aus England, dann hat es eine weite Reise hinter sich. Manche Smoothies beinhalten bis zu sechs zerdrückte Bananen. Stellen Sie sich vor, wie würden diese Anzahl von Bananen essen – in pürierter Form erhält der Körper diese Menge natürlich viel schneller und ist überfordert. Ein Zuviel wird ausgeschieden und kann nicht verwertet werden.
Isst Ihr Kind im Vergleich zu einem Smoothie ein Stück Obst, dann wird der Körper besser auf den Vitaminschub vorbereitet.

Ein weiteres Beispiel ist der Orangensaft. Fragen Sie sich bei solchen Produkten: Wie viele Orangen können Sie auf einmal essen? Durch diesen natürlichen Richtwert können Sie erkennen, wie viele Vitamine der Körper durch die Orangen aufnehmen kann. Essen Sie Orangen, dann muss das Nahrungsmittel mit den Zähnen zerkaut werden und der Körper wird auch darauf vorbereitet, dass er bald Vitamine zugeführt bekommt.

Obst- und Gemüsekonserven

Obst und Gemüse werden bei der Herstellung erhitzt und Vitamine gehen dadurch verloren. Viele Gemüsekonserven sind schon gesalzen, hier brauchen Sie also nicht mehr nachzusalzen. Obstkonserven sind meist schon gezuckert, da Zucker konserviert und haltbar macht.
Vergessen Sie auf keinen Fall den Blick auf die Zutatenliste.

Oje – Sie haben einen Gemüsemuffel zu Hause?

Viele Eltern wundern sich, warum ihr Kind plötzlich Gemüse verweigert, manchmal sogar von einem auf den anderen Tag.
Unser Geschmack kann sich sehr schnell an Neues gewöhnen, und essen Kinder sehr viele Produkte mit Aromen und Geschmacksverstärkern, dann schmeckt das Gemüse nach einiger Zeit einfach fad und langweilig.

Was tun, wenn Kinder kein Gemüse essen möchten?

Wenn Obst und Gemüse Kindern von Anfang an ganz selbstverständlich angeboten werden, werden sie früher oder später gern zugreifen. Hier ist wiederum wichtig, dass die Erwachsenen als gutes Vorbild vorangehen – denn Tun ist wirksamer als Reden.
Der Kampf ums Gemüseessen erzeugt Druck, Stress und Zwang. Geben Sie Ihrem Kind Zeit. Viele Kinder kennen die einzelnen Gemüsesorten manchmal gar nicht und es fällt ihnen deshalb schwer, sie zu essen.
Meine Kollegin Tina etwa fragte beim Mittagessen Chiara, die ziemlich verzweifelt vor ihrem Teller mit Fleisch und Kohlgemüse saß, ob es ihr denn nicht schmeckt. Worauf Chiara mit einem tiefen Seufzer antwortete: „Weißt du, ich esse kein Unkraut!“

Einige Möglichkeiten, die Sie ausprobieren sollten:

- Sitzt Ihr Kind am Familientisch und würdigt den Gemüseeintopf keines Blickes, lassen Sie sich davon nicht entmutigen. Essen Sie einfach weiter, und beziehen Sie es selbstverständlich weiter in die Tischgespräche mit ein. Machen Sie auch kein großes Aufsehen darum oder geben Kommentare ab, denn so wird das „Nicht-Gemüse-Essen“ in den Mittelpunkt gestellt und Appetit und Lust könnten schon für die nächste Mahlzeit vergehen.

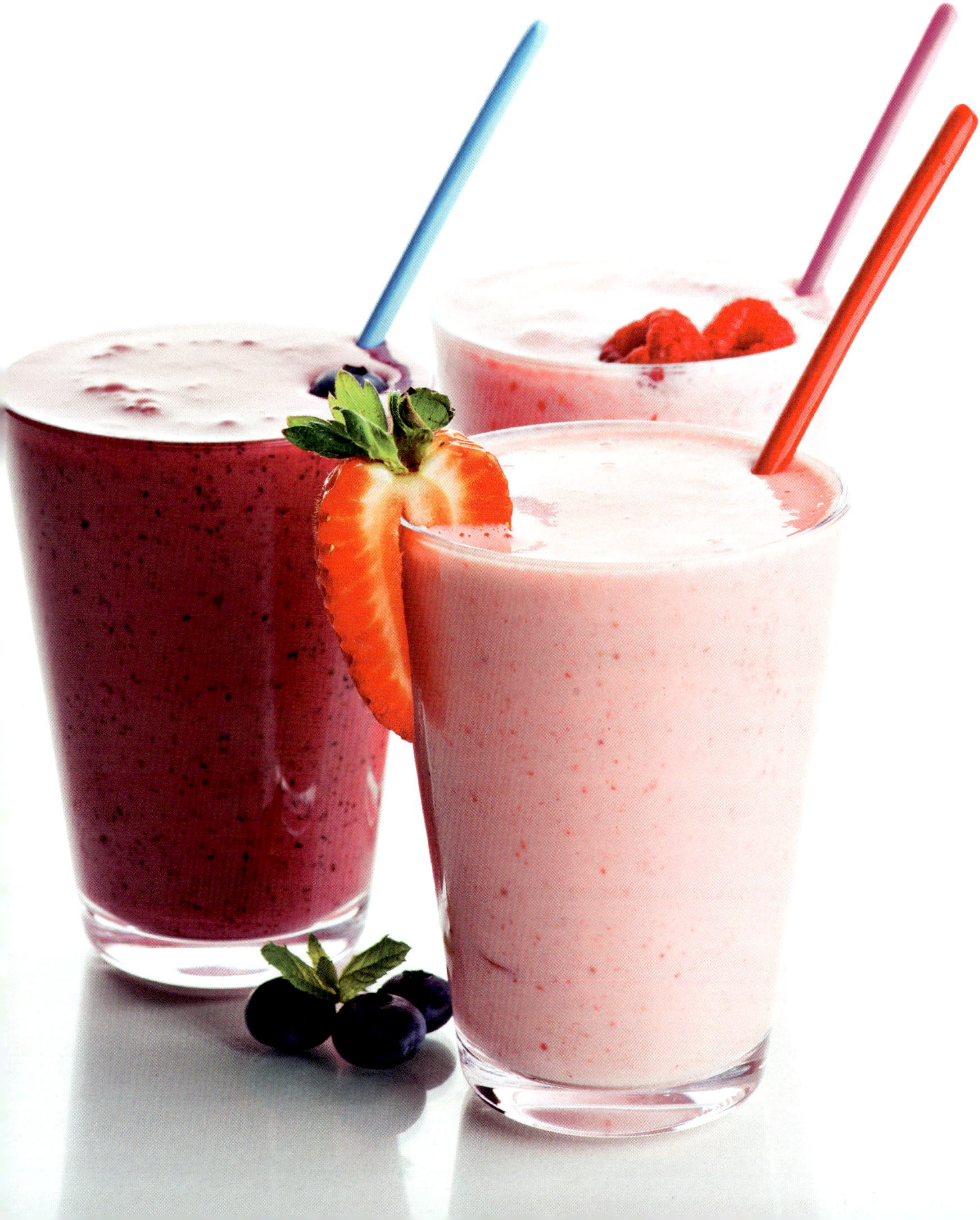

- Leben Sie keinen Machtkampf aus, sondern beenden Sie diesen.
- Betonen Sie nicht immer den Gesundheitswert, das kann mit der Zeit sehr lästig werden. Manchmal reicht es abzuwarten.
- Finden Sie einen festen Platz für Obst und Gemüse in den Mahlzeiten, so wird es für Kinder auch eher selbstverständlich.
- Lassen Sie Ihrem Kind beim Essen Zeit. Steht ein Kind unter Druck, bekommt es meist gar nichts hinunter.
- Vereinbaren Sie mit Ihrem Kind eine festgelegte Regel – z. B. probiert jeder auch nur ein klitzekleines Stück, bevor entschieden wird, ob es einem gut schmeckt oder nicht. Manchmal genügt schon das Abschlecken einer Gabelzacke.
- Manchmal hilft es, einfach nicht auf das „Nicht-Gemüse-Essen" einzugehen – umso schneller legt es sich manchmal.
- Manchmal hilft es auch, wenn man Kindern beim Mittagessen keinen Salat anbietet, sondern sich selber einen großen Berg auf den Teller schaufelt – wird sich das Kind melden? Probieren Sie es aus! Lassen Sie nichts unversucht.
- Je mehr die Kinder in die Vorbereitungen und Planung einbezogen werden, umso mehr Begeisterung werden sie zeigen – eine selbstgeraspelte Karotte und ein selbst ausgesuchter Paprika am Marktstand schmecken einfach am besten.

Es kann natürlich auch passieren, dass Ihr Kind nicht einen einzigen Bissen kostet. Auch ich habe diese Erfahrung schon im Kindergarten gemacht und war bitter enttäuscht. Aber geben Sie nicht auf, machen Sie weiter und geben Sie Ihrem Kind Zeit. Bedenken Sie die Argumente, wie Sie Ihr Kind vom Gemüseessen überzeugen möchten, wie diese formuliert sind und ob sie einen unterschwelligen Druck ausüben. Wenn Gemüseessen mit Zwang und Druck verbunden wird, dann wird das Kind Gemüse mit einem wenig erfreulichen Erlebnis verbinden und das Nahrungsmittel nach einer gewissen Zeit ablehnen.
Ich höre oft von unterschiedlichen Menschen, dass ihnen als Kind eine bestimmte Gemüsesorte aufgezwungen wurde. Je mehr Druck ausgeübt wurde, umso höher war und ist immer noch die Ablehnung, was leider bis ins Erwachsenenalter andauert.

Wenn Kinder überhaupt kein Obst zu sich nehmen, kann man eine Portion Obst ab und zu durch einen 1/8 l 100%igen Fruchtsaft ersetzen, denn darin sind noch Teile der Mineralstoffe und natürliche Vitamine zu finden.

Der Zuckeranteil bleibt im Obstsaft voll enthalten – als Durstlöscher sollte er daher verdünnt werden.

Gemüse und Belohnung

In manchen Familien wird erst das Dessert oder die Schokolade serviert, wenn auch das Gemüse gegessen wurde, nach der Devise: Wer das Gemüse gegessen hat, darf auch naschen. Nicht selten wird auch der Satz ausgesprochen: „Wenn du das Gemüse isst, dann gibt's auch Schokolade!" –Was sich Ihr Kind hier mitnimmt, ist, dass es fürs Gemüseessen eine Belohnung haben darf, und somit wird Gemüse auch als etwas „Schlechtes" gesehen, mit dem man sich Süßes verdienen kann. Am besten ist es, wenn Gemüseessen und Naschen getrennt werden und die Kinder das Gemüse essen können, ohne dass es mit Zwang und Druck verbunden wird.

Gemüse und Obst schmackhaft machen durch ...

- verschiedene Schnitttechniken, z. B. schräg anschneiden, der Breite nach durchschneiden (im Apfel kann man einen wunderschönen Stern betrachten), Gemüse in den verschiedensten Größen fein reiben, Gemüse mit Ausstechformen ausstechen
- häufiges Anbieten
- abwechslungsreich anbieten, z. B. verschiedene Salatvariationen mit unterschiedlichen Dressings
- die Optik: Sie können Gemüsegesichter legen, Gemüsesticks zum Löffeln eines Dips anbieten, Gemüse-Deko fürs Brot vorbereiten (z. B. Gesicht, Stern etc. legen oder mit Gemüsekonfetti bestreuen)
- verschiedene Wahlmöglichkeiten anbieten (Gurke oder Tomate?)
- einen spielerischen Umgang. Finden Sie z. B. lustige Bezeichnungen: An einem kalten Wintertag gab es im Kindergarten ein Gemüsesugo mit kleinen grünen Teilen. Ein Kind hat das Wort der grünen Gemüsesorte etwas unverständlich ausgedrückt und es hat sich wie *Krokodil* angehört. Ich habe dann angefangen, diese kleinen lustigen grünen Krokodile „einzufangen" und herauszufischen und sie auf meinen Teller zu legen. Die Kinder waren begeistert und wollten unbedingt ein Krokodil essen.
- variationsreiche Essmöglichkeiten: Maiskolben etwa kann man mit den Händen essen, Gemüse in Kräuterdips tauchen

- die Vorbildwirkung von Helden, z. B. Popeye liebt Spinat
- gemeinsames Kochen und Herrichten: Apfelmus und Birnenkompott gemeinsam zubereiten – Kinder lernen hier fürs Leben und können sich die Speisen selber zubereiten, ohne ein Glas öffnen zu müssen
- unterschiedliche Farben (z. B. Naturjoghurt mit bunten Früchten – die roten Himbeeren oder die dunklen Brombeeren sehen auf dem weißen Joghurt sehr appetitlich aus), Geschmäcker und Formen
- klare Strukturen: Viele Kinder bevorzugen eine Trennung der Zutaten auf dem Teller, z. B. Reis mit Gemüse – mischen möchten viele selbst. Kinder erkennen gerne, was sie essen, deshalb sollte man das Gemüse nicht zu klein schneiden – püriertes Gemüse wird deshalb auch oft abgelehnt.
- das Anbieten einer großen Vielfalt an Obst und Gemüse, z. B. nicht nur die klassische Kartoffel, sondern auch die Süßkartoffel oder Topinambur.
- „Gemüsekellner", z. B. gemeinsame Apfelpausen: Ihr Kind darf mit Hilfe eines Erwachsenen Äpfel für die Familie schneiden. Besonders verlockend ist dies, wenn es sich dazu eine Schürze anziehen darf. Danach marschiert es mit dem Obstteller durchs Haus und bietet allen Familienmitgliedern einen Apfel an – dem großen Bruder bei den Hausaufgaben, dem Vater vor dem Computer, der Schwester und der Mama beim Puzzlebauen...
- das gemeinsame Gestalten eines Jausenbuches, wo alle gelungenen und guten Rezepte einen Platz finden und mit Fotos, Zeichnungen, lustigen Kommentaren von den zubereiteten Mahlzeiten dokumentiert werden. Wenn Sie in der Vorweihnachtszeit weitere Bücher herstellen, können diese auch als Weihnachtsgeschenk für Tanten und Großeltern verpackt werden.
- methodische Reihenlegen und danach Aufessen – z. B. 1 Apfelspalte, 1 Stück Weintraube, 1 Apfelspalte, 1 Stück Weintraube ... Den Schwierigkeitsgrad kann man dabei immer steigern. Etwa: 1 Apfelspalte, 2 Stück Weintrauben, 3 Birnenspalten, 1 Apfelspalte ...
- Gemüsesticks/Obststicks – geschnittene Obst- oder Gemüsestücke auf einen Schaschlickspieß aufspießen und davon essen
- Geschichten erfinden – durch gemeinsames Philosophieren können wunderbare Geschichten entstehen.

- Wandertage. Den Rucksack mit viel frischem Gemüse und Obst füllen und dieses dann appetitlich auf der Picknickdecke anrichten. In der freien Natur schmeckt es noch mal so gut, die Bewegung und die Natur als Kulisse regen den Appetit an.
- kleine Projekte wie z. B. Salatwochen
- amerikanische Sandwiches zubereiten – mit einem Salatblatt in der Mitte (sozusagen den „American way of life" – erleben). Ich liebe es z. B., verschiedene Salat- und Gemüsesorten mit einem Joghurtdressing zwischen zwei warme Toastbrotscheiben zu klemmen. Das Sandwich ist dann so dick, dass beim ersten Bissen vieles auf der Seite herausquillt.
- ein kleines Salatbuffet mit Urlaubsflair, wo Kinder ihren Salat selber mixen dürfen und auch zwischen den Saucen wählen können.
- Musik. Lassen Sie Ihrer Kreativität freien Lauf. Sind Sie musikalisch begabt? Komponieren Sie Ihr eigenes „Gemüse-Lied" oder einen „Slogan".
- Obst lässt sich auch sehr gut mit Nüssen, Kernen und Samen kombinieren. Das schmeckt nicht nur fantastisch, sondern bringt auch den Vorteil, dass der Blutzuckerspiegel nicht so schnell ansteigt und der nächste Hunger auf sich warten lässt.
- … durch lustige Basteleien wie z. B. „Rennautokarotten"

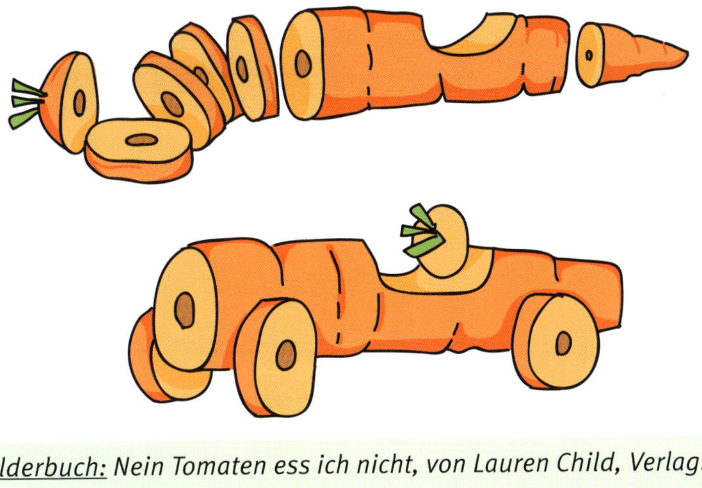

TIPP: <u>Bilderbuch:</u> *Nein Tomaten ess ich nicht, von Lauren Child, Verlag: Carlsen*

Ich persönlich empfehle, vor den Kindern nichts zu „verstecken" – also eine Karotte nicht klein zu schneiden bzw. zu pürieren und dann unter die Sauce zu mischen. Es hat viel mehr Sinn, wenn Sie mit den Kindern die Karotte erarbeiten und sie interessant machen, z. B. durch Bilderbücher, Lexika, Internetrecherchen Anbau und Herkunft erforschen und dies auch vor Ort begutachten, etwa bei der Ernte mithelfen, in das Einkaufen und Kochen mit einbeziehen, sie immer wieder anbieten, als Vorbild selber essen und vieles mehr.

Projekte

Sie können auch Projekte wie „Salatwochen" starten, wo eine Woche lang als Vorspeise unterschiedliche Salate verzehrt werden dürfen. Hier können alle Familienmitglieder unterschiedliche Salate kennen lernen. Natürlich ist es wieder wichtig, die Kinder in die Planung, den Einkauf und die Zubereitung mit einzubeziehen und interessantes Wissen bezüglich Salat zu vermitteln. Ansonsten haben die Kinder keinen Bezug zum Thema und zeigen Desinteresse.

Salatwoche

- Salate kann man mit verschiedenen Obstsorten dekorieren, z. B. mit kleinen Birnenstücken oder Weintrauben – auch ein roter Granatapfel zaubert schöne rote Farbakzente auf einen grünen Salatteller
- Für viele Kinder ist es sehr spannend, warme mit kalten Nahrungsmitteln zu mischen – z. B. warme Kartoffeln unter einen kalten Eisbergsalat zu mischen.
- Nicht nur der Salat, sondern auch das Dressing sollte abwechslungsreich sein.
- Mixen Sie auch die unterschiedlichen Salatsorten zusammen. Das Farbenspiel und die Formenvielfalt, die dabei entsteht, sieht sehr schön aus – hell- und dunkelgrüne Blätter, gewellte Blätter und gekrauste usw.

Sortenvielfalt

Greifen Sie nicht immer nur zu einer Sorte, wie z. B. beim Salat zum Eisbergsalat. Wird einem jeden Tag ein Eisbergsalat zum Mittagessen angeboten, dann lehnt man diesen schon nach einigen Tagen ab. Variieren Sie mit den unterschiedlichen Salatsorten. Es gibt unzählig viele, wie z. B. **Rucola, Frisée, Lollo Rosso, Römersalat, Batavia, Eichblatt und Endiviensalat.** Die unterschiedlichen Sorten unterscheiden sich in Farbe, Form und vor allem im Geschmack.

Vielleicht schmeckt Ihrem Kind eine einzelne Sorte nicht, aber das heißt nicht, dass es gar keinen Salat mag.
Schon sehr kleine Kinder können die geschmacklichen Unterschiede zwischen den einzelnen Sorten beschreiben und vergleichen. Äpfel können sauer, süßlich, mehlig, saftig schmecken. Regen Sie Ihr Kind zum Nachdenken und Beschreiben an. Die kleinen Geschmacksübungen erweitern den Wortschatz, regen zum Philosophieren an und Kinder erleben eine bewusste Geschmackswahrnehmung. Sie lernen auch die unterschiedlichen Geschmacksnuancen kennen und werden dafür sensibilisiert.

Machen Sie den Test:

Wie viele österreichische Tomatensorten kennen Sie?

Im Supermarkt finden wir am häufigsten österreichische Tomatensorten wie Rispentomaten, Cherrytomaten, Fleischtomaten und Paradeistomaten. Die Liste kann allerdings um einiges verlängert werden. Es gibt inzwischen viele Bio-Bauern, die sich auf die Sortenvielfalt spezialisiert haben, und es gibt Sorten mit Namen wie **Black Cherry, Dattelwein, Rote Traube, Green Zebra, Matina, Rosa Kugel, Berner Rose, Hefean Gold** und viele mehr.
Die Tomaten haben neben den unterschiedlichen Geschmacksrichtungen auch eine große Vielfalt an Formen und Farben – einfach zum Staunen.

Wie viele Apfelsorten kennen Sie?

Es gibt eine riesige Vielfalt an unterschiedlichen Sorten, doch leider sind schon viele davon sehr selten geworden oder verloren gegangen und sozusagen vom „Aussterben“ bedroht.
Dies ist schade, da wir dadurch sehr große Geschmacksempfindungen nicht mehr erleben dürfen. Damit ist uns auch wichtiges Kulturgut verloren gegangen.

Fragt man allerdings z. B. nach alten Apfelsorten, werden Bauern wieder anfangen diese anzubauen, bzw. der Supermarkt wird sich danach erkundigen und versuchen, diese wieder in das Sortiment aufzunehmen, denn der Kunde bestimmt das Angebot und der Handel richtet sich danach.

In Österreich gab es früher über hundert verschiedene Apfelsorten, und heute sind leider nur mehr rund sieben Sorten im Supermarkt zu finden, die häufigsten unter ihnen sind Gala, Granny Smith, Golden Delicious, Boskop, Elstar und Jonagold.

Kennen Sie auch Apfelsorten wie z. B. **Ananasrenette, Champagner Renette, Frauenkalvill, Ingrid Marie, London Pepping oder Herzogin Olga?** Machen Sie sich auf die Suche – spannende und interessante Geschmackserlebnisse warten auf Sie!

Vitamine, Vitamine

Vitamine sind winzige Bestandteile, die unsichtbar in unseren Nahrungsmitteln enthalten sind. Vitamine schützen uns vor Krankheiten und helfen dem Körper, über 100 wichtige Vorgänge zu regeln. Die meisten Vitamine kann der Körper nicht selber produzieren und wir müssen sie daher mit der Nahrung aufnehmen. Es ist sehr wichtig, alle Vitamine in ausreichendem Maß zu essen, da wir sonst krank werden können.
Die Nahrungsmittel Obst und Gemüse strotzen vor Vitaminen, wenn sie frisch sind. Vitamine sind allerdings sehr empfindlich.

Unser Körper braucht unzählige Vitamine und Mineralstoffe. Kein einziges Nahrungsmittel kann alle Nährstoffe liefern. Es müssen verschiedene Lebensmittel kombiniert werden, um die richtige „Dosis" zu erhalten – je unterschiedlicher die Obst- und Gemüsesorten sind, die man isst, desto besser.
Bei Tieren ist das anders. Der Koalabär etwa ernährt sich ein Leben lang nur von einem Nahrungsmittel, nämlich den frischen Eukalyptusblättern. Diese Blätter beinhalten alles, was der Koalabär braucht.

Der Körper kann sich aber nur dann bewegen, wenn er mit Vitaminen und Nährstoffen versorgt ist, denn sonst fühlt er sich müde und bewegungsunfähig.
Es ist sehr wichtig, Kindern bewusst zu machen, dass Nährstoffe wie Vitamine und Mineralstoffe lebensnotwendig sind und dass der Körper ohne diese wichtigen Nährstoffe krank werden kann.
Bereits Kindergartenkindern kann man dies alles erklären, es muss nur kindgerecht formuliert werden und oft wiederholt werden – ohne Druck und ohne Zwang, sondern so, dass sich das Wissen festigen kann.

Mit einigen interessanten Beispielen kann man Kindern einen Vitaminmangel sehr anschaulich zeigen.

Ein solches Beispiel ist **Skorbut.** Viele Seemänner starben früher auf dem Schiff an dieser Krankheit. Auf dem Schiff fehlten frisches Gemüse und Obst und somit wichtige Vitamine, die ihr Körper brauchte. Viele Seefahrer litten unter Zahnausfall, Gewichtsverlust und Muskelschwund.
James Lind war der Pionier der Schiffshygiene. Er gab der Mannschaft täglich Zitronen- und Orangensaft und versorgte sie so mit sehr viel Vitamin C. Sobald die Seefahrer ausreichend Vitamine hatten, ging es ihnen besser.
Kapitän James Cook packte Sprossen und Sauerkraut für seine Mannschaft ein, die somit gesund über die Meere segeln konnte.

Ihr Kind mag nur geschältes Obst und Gemüse?

Liegen doch die ganzen bedeutenden Nährstoffe direkt unter der Schale des Apfels. Wären die Vitamine sichtbar und greifbar, könnten wir Kinder viel mehr von ihrer Qualität überzeugen. Kindern macht es mehr Spaß, zu forschen und aktiv zu sein, anstatt sich lange „Vitamine-Monologe" anzuhören. Machen Sie sich gemeinsam mit Ihrem Kind auf Vitaminsuche, gehen Sie ins Internet, durchblättern Sie verschiedenste Fachbücher in der hauseigenen Bibliothek oder in der Bücherei oder begeben Sie sich mit der eigenen Lupe auf Vitaminsuche. Sie werden sehen: je mehr Sie mit Ihrem Kind recherchieren, forschen und entdecken, umso mehr wird es zum Apfel mit Schale greifen. Dokumentieren Sie Ihre Forschungsergebnisse in einem Heft oder einer Mappe mit Hilfe von selbstgemalten Zeichnungen, Fotos und Aufzeichnungen.

Wie lange wird es wohl dauern, bis Ihr Kind zum Gemüse greifen wird?

Dies kommt ganz darauf an, welche Geschichten und Erlebnisse vorangegangen sind – vielleicht einige Tage, Wochen, Monate oder sogar Jahre. Verzweifeln Sie nicht, Ihre Bemühungen werden irgendwann fruchten. Es kommt nur darauf an, wann und auf welche Art und Weise – es ist nichts umsonst.

Bieten Sie Ihrem Kind immer wieder Obst und Gemüse an und setzen Sie sich kleine Schritte und Ziele. Ich weiß aus Erfahrung: das, was heute abgelehnt wird, kann morgen der Renner sein.

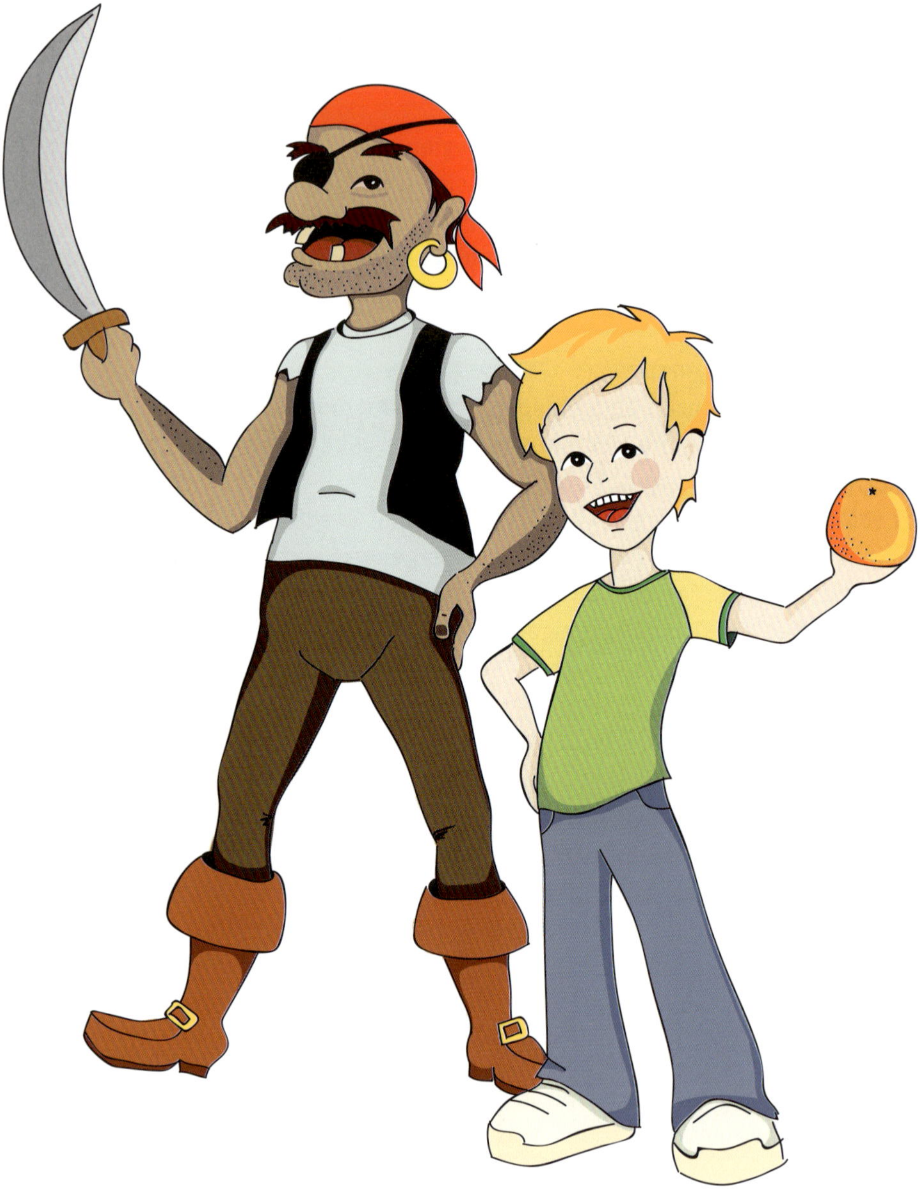

Vitaminpräparate

Viele Eltern verlassen sich auf Vitaminpräparate in Form von Pillen und Säften – doch diese Präparate sind kein Ersatz für eine vitaminreiche Ernährung, sondern können höchstens als eine Ergänzung gesehen werden. Besprechen Sie die Vitaminpräparate unbedingt mit Ihrem Arzt und verwenden Sie sie nicht im Alleingang.

Betrachten Sie Vitaminpräparate kritisch:

- Reichen die künstlich hergestellten Vitamine tatsächlich für die Versorgung des Körpers aus? Nimmt der Körper tatsächlich alles auf bzw. wie viel davon?
- Vitaminpräparate sind sehr komplex und es bleiben manchmal auch viele Inhaltsstoffe im Verborgenen.
- Bekommen Kinder Vitaminpräparate, kann der kleine Körper nicht lernen, was er braucht und welche Inhaltsstoffe in welchen Nahrungsmitteln enthalten sind, und kann somit nicht unbewusst das Nötige verlangen.
- Kinder wachsen mit Vitaminpräparaten auf und lernen, dass dies zum Alltag gehört – sie „lernen“ somit nicht, Obst und Gemüse zu essen und werden dies dann auch nicht im Erwachsenenalter tun. Sie denken, wenn man Vitaminpräparate nimmt, muss man sich über gesunde Ernährung auch keine Gedanken mehr machen.
- Manchen Präparaten sind Aromen zugesetzt, um sie schmackhaft zu machen.
- Es besteht auch die Gefahr der Überdosierung an künstlichen Vitaminen und eine gegensätzliche Wirkung kann eintreten.
- Ungesunde Lebensmittel, die viel Zucker enthalten, werden durch Vitamine nur scheinbar gesünder.
- Die zugesetzten Nährstoffe können falsches Ernährungsverhalten nicht ausgleichen.

Stufe 3: Getreide und Getreideprodukte

Stufe 3 umfasst Getreide und Getreideprodukte.
Die richtigen Kohlenhydrate sind Kraftstoffe für das Gehirn. Sie garantieren einen stabilen Blutzuckerspiegel und sorgen so für ein optimales Konzentrations- und Lernvermögen. Weiters sind sie eine wichtige Energiequelle für die Aktivitäten des Körpers, Reservestoffe wie auch Energie- und Geschmacksträger.

Vom Korn zum Brot

Die Auswahl an verschiedenen Getreidesorten und deren Zubereitungsmöglichkeiten ist sehr groß, sie reicht von pikanten oder süßen Aufläufen über Aufstriche, Beilagen, Laibchen bis hin zu Getreide- bzw. Frühstückbrei.
Es gibt unzählig viele Getreidesorten wie z. B. **Dinkel, Grünkern, Weizen, Roggen, Hafer, Gerste, Hirse, Mais und Reis,** wie auch die sogenannten „Pseudogetreide“, die nicht zur Familie der Getreidesorten gehören, aber genauso gehandhabt werden, wie Buchweizen (Familie Knöterichgewächs), Amarant (Familie Gartenfuchsschwanz) und Quinoa (Familie Nelkengewächs).

Getreide kann als Korn zubereitet werden wie auch geschrotet, gemahlen oder gekeimt und zu **Brot, Teigwaren, verschiedensten Flocken, Mehl, Bulgur und Couscous** (Hartweizenprodukte), **Weizengluten, Flakes wie Cornflakes und Weizenflakes, gepufftem Getreide (Reiswaffeln, Puffreis, gepoppter Amarant)** etc. verarbeitet werden.

Korn

Die Getreidekörner darf man nie roh verzehren. Ich bevorzugte vor einiger Zeit ein Dinkelfrühstück. Der Dinkel wird über Nacht eingeweicht und in der Früh gekocht und mit Birnen und Agavendicksaft verfeinert. Bei so einem Frühstück muss der Verdauungstrakt natürlich auch mitmachen. Ist der Körper dies nicht gewöhnt, ist Durchfall mit Schweißausbrüchen die Folge. Für Kinder sind die Getreidesorten **Hirse, Haferflocken, Couscous, Bulgur, Amarant, Polenta (Maisgrieß) und Quinoa** geeignet.

Getreideflocken sollten erst ab dem 3. Lebensjahr angeboten werden, davor sollten sie immer aufgekocht werden oder kurz aufgequollen sein.

Mehl

Suchen Sie mit Ihrem Kind im Sommer ein Getreidefeld oder besuchen Sie einen Bauern und schauen Sie sich die Ähren genau an. Nehmen Sie die Ähren in die Hand und rollen Sie sie zwischen den Händen hin und her, bis die Körner herausfallen.
Diese Körner können ganz einfach gemahlen werden und Ihr Kind kann deutlich sehen, wie aus Körnern Mehl gemacht wird. Am deutlichsten sieht man dies mit Hilfe eines Mörsers, und Ihrem Kind wird bewusst und kann erleben, wie viel Kraft man dafür aufwenden muss.
Natürlich kann man auch eine Getreidemühle verwenden, in die Ihr Kind die Körner selbst hineinwerfen kann. Das selbstgemachte Mehl eignet sich wunderbar um eigenes Brot zu backen (siehe Rezeptteil).
Ich habe in meiner Volksschulzeit einen ganzen Vormittag Brot gebacken. Ich habe dieses Erlebnis noch sehr genau in Erinnerung und weiß, dass ich stolz mit einem vollen Korb voll Brot nach Hause kam. Die Reaktionen meiner Familie und meiner Großeltern waren die gleichen – „Oje, ihr habt das Salz vergessen!". Aber es war mein eigenes Brot, an dem ich einen ganzen Vormittag arbeitete und auf das ich unendlich stolz war.

Weißmehl und Vollkornmehl

Um das Mehl länger haltbar zu machen, werden der Keimling und Teile der Randschicht vom Korn entfernt. Das bringt beachtliche Nachteile mit sich, denn der Gehalt an Ballaststoffen, Spurenelementen, Fettsäuren, Mineralstoffen und Vitaminen, vor allem Vitamin E, wird um vieles verringert. Die wertvollen Inhaltsstoffe sitzen direkt unter der Schale und gehen beim Ausmahlen verloren.
Mit dem Auszugsmehl nehmen wir also nur den Mehlkörper zu uns, d.h. die Stärke, denn all die wertvollen Inhaltsstoffe und Ballaststoffe wurden ja entzogen. Beim Vollkornmehl werden die Randschicht und der Keimling nicht entfernt – es wird das ganze Korn gemahlen und somit enthält das Mehl alle wichtigen Inhaltsstoffe.

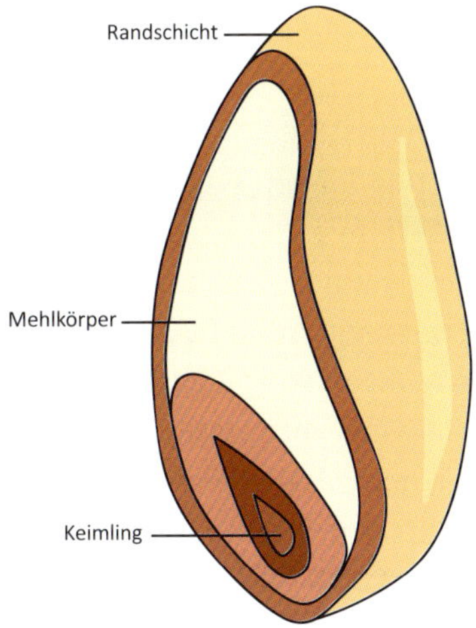

Typenzahl

Man unterscheidet das Auszugsmehl (weißes Mehl), das teilausgesiebte Mehl und das Vollkornmehl.

Der Mehltyp gibt den Mineralstoffgehalt im Mehl an, und zwar in mg pro 100g Mehl-Trockensubstanz. Der Mehltyp 405 hat also einen Mineralstoffgehalt von 405mg/100g Mehl-Trockensubstanz. Ein Mehl der Type 405 ist ein Auszugsmehl.

Je höher die Typenzahl, desto höher ist also der Nährstoffgehalt.

Beim teilausgesiebten Mehl (z. B. 1050) wird der Keim nicht entfernt, aber ein Teil der Randschicht, um ein helleres Mehl zu gewinnen.

Vollkornmehle haben keine Typenzahl, aber wäre es vorgeschrieben, müssten sie die Typenzahl 2000 bzw. 2500 haben.

Brot

Das Handwerk des Bäckers ist leider schon zum Großteil verloren gegangen. Brot wird oft in Fabriken mit großen Maschinen produziert und mit Hilfe von Backmischungen hergestellt, da dies schneller geht und auch billiger ist.

Brotauswahl

Diese Brotsorten sind auch meist aus Weizen hergestellt, was die Ernährung sehr einseitig macht. Dabei gibt es eine Reihe von wertvollem Getreide, wie z. B. Kamut, Dinkel, Hirse, Grünkern, Roggen – wählen Sie abwechslungsreiche Brotsorten.

In vielen Supermärkten gibt es z. B. Sonnenbrot, Fit-for-life-Brot oder Vitalbrot. Werfen Sie unbedingt einen Blick auf die Zutatenliste, denn viele Brote und auch Brötchen können aus Fertigmischungen bestehen. In diesen Broten sind dann Emulgatoren, Enzyme, Phosphate, Lipoxgenasen, Färbemittel, modifizierte Stärke, Bräunungsvorläufer, Aroma usw. enthalten.

Wie man sieht, ist auch Brot häufig mit vielen unnatürlichen Stoffen verarbeitet. Ein gutes Vollkornbrot ist manchmal gar nicht so leicht zu finden.

Ein guter Ausweg ist das Bio-Brot. Dann kann es zwischendurch auch mal ein Laugenstangerl sein.

Es hat sich herumgesprochen, dass dunkles Brot um einiges beliebter ist, da es auch viele Vitamine mitbringt und vom Verbraucher aus gesundheitlichen Gründen bevorzugt wird. Deshalb bieten die Lebensmittelproduzenten vermehrt dunkles

Brot an. Aber Vorsicht, die schöne dunkle Farbe des Brotes sagt nichts über den Vollkornanteil aus. Dunkles Brot kann auch Weißbrot sein, das mit Malz gefärbt wurde.
Lassen Sie sich auch nicht durch den Namen täuschen, wie etwa „Fit for life", „Fitness-Brot" oder „Dreikorn-Brot". Ein Vollkornmehl hingegen muss keine ganzen Körner im Laib enthalten. Das Vollkornmehl kann auch so fein gemahlen sein wie beim „weißen Mehl". Ein Vollkornbrot erkennt man auch an seinem Gewicht, denn es ist um einiges schwerer.

Mehrkornbrot ist meist kein Vollkornbrot, sondern ein Mischbrot aus unterschiedlichen Mehlsorten mit Kernen und Samen in unterschiedlichen Mengen.

Der **Kornspitz** täuscht seinen Vollkornanteil durch die dunkle Farbe vor. Die Farbe kommt jedoch auch hier aus dem zugesetzten Malzanteil.
Es muss sich also wirklich um einen Vollkorn-Kornspitz handeln. Sie erkennen ihn auch am Gewicht, denn er ist um einiges schwerer.

Wie kann man mit Kindern erfolgreich auf Vollkornprodukte umsteigen?

- Die Umstellung muss sehr langsam erfolgen und der Körper muss sich erst daran gewöhnen.
- Alle Teige, z. B. Kuchen oder Palatschinken, lassen sich aus einer Mischung von Vollkorn- und Weißmehl zubereiten (z. B. beim gemeinsamen Backen). Man kann die Menge an Vollkornmehl schrittweise erhöhen und so auf den Geschmack kommen und den Körper langsam daran gewöhnen. Lernen Sie einzuschätzen, welche Vollkorn-Weißmehl-Mischung Ihrer Familie gut schmeckt. Sie müssen nicht sofort ganz auf Vollkorn umsteigen – dies kann auch ein Prozess von Monaten/Jahren sein. Ein bedeutender Punkt ist auch, dass Sie Ihre Kinder dabei informieren und mit einbeziehen, z. B. bei der Mehl-Mischung beratschlagen oder diese gemeinsam herstellen.
  Wichtig ist, dass ein Vollkornanteil dabei ist und Kinder den Geschmack und auch die Farbe kennenlernen.
- Besonders nahe legen würde ich Ihnen ein Vollkorn-Bio-Brot, da keine chemischen Backhilfen verwendet werden. Es ist möglich, dass das Brot zuerst

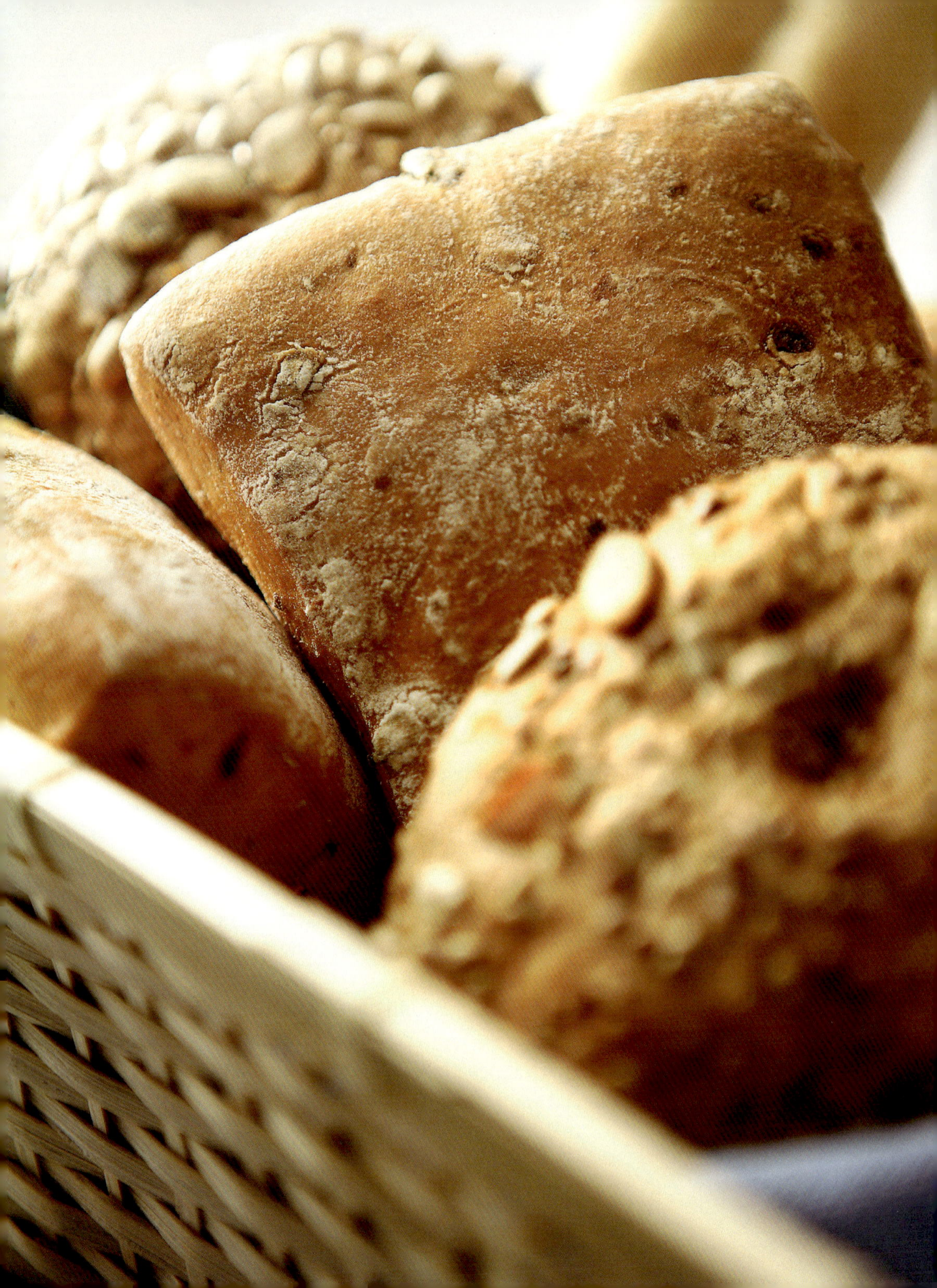

nicht vertragen wird, und Sie und Ihre Kinder eventuell mit Blähungen und einem Ziehen im Bauch reagieren. In diesem Fall können Sie das aufgeschnittene Brot einen Tag liegen lassen oder es im Toaster toasten (so verliert es die Feuchtigkeit).

Vorsicht bei ofenfrischem Brot – es schmeckt zwar hervorragend, aber quält den Darm. Einige Brotsorten müssen auch einige Tage liegen, um sozusagen „nachzureifen".

Was tun, wenn Vollkorn so gar nicht schmeckt?

Es schmecken auch die Produkte der verschiedenen Hersteller sehr unterschiedlich. Am besten greifen Sie zu den Produkten eines Bio-Bäckers und probieren Verschiedenes aus.

- Mischen Sie auch Vollkornnudeln bzw. Vollkornreis unter (Achtung, die unterschiedlichen Sorten haben manchmal eine unterschiedliche Kochzeit – es ist von Vorteil, wenn sie in unterschiedlichen Töpfen gekocht werden).
- Flocken sind für Einsteiger und Kinder optimal.
- Hier müssen Sie mit Ihren Kindern ausprobieren, welche Variante Ihnen am besten zu Ihrem Müsli oder Joghurt schmeckt:
  - Haferflocken pur,
  - in Wasser oder Joghurt eingeweicht (ca. 1 Stunde),
  - in Wasser aufgekocht oder, wenn es schnell gehen muss, mit heißem Wasser oder warmer Milch übergossen. Die Konsistenz wird dann breiiger.
  - Haferflocken in einer Pfanne leicht anrösten
- Vergleichen Sie gemeinsam mit Ihren Kindern: Wie fühlen Sie sich nach einer Vollkornmahlzeit? Wie fühlen Sie sich, wenn Sie Weißbrot gegessen haben?

Getreide- und Getreideprodukte kann man schmackhaft machen durch

- Kennenlernen verschiedener Getreidesorten in Form von Verkostungen,
- Bastelarbeiten (methodische Reihen legen, Mandalas legen, Mandalas kleben), einen Ausflug zum Bauern oder Schüttspiele – Sie brauchen dazu unterschiedlich große Behälter, womit die Kinder die Getreidekörner von einem

zum nächsten schütten können. Die Kinder werden dabei sehr ruhig, beobachten und lauschen dem Geräusch der Getreidekörner.

- gemeinsames Zubereiten von Müsli (Trockenmüsli für das nächste Frühstück, das dann am nächsten Tag nur mehr verfeinert werden muss).
- Herstellen von eigenem Mehl – die Getreidekörner in einer Getreidemühle mahlen
- Kochen (Brot backen oder Knäckebrot selber herstellen, siehe Rezept)
- Keimen, z. B. Keimlinge für Salate.
- Gekeimte Getreidekörner haben einen hohen Gehalt an Fettsäuren und an Vitaminen. Beim Keimen aktivieren die Pflanzen ihre Reserven an Mineralstoffen (z. B. Eisen) und sind so für den Körper leicht verfügbar.
- Geschichten und Abenteuer. Hier ein sehr interessantes Beispiel:
  Amarant galt vor vielen Jahrhunderten bei den Indianern als heilige Pflanze. Die Hochlandindianer in Peru legten eine Laufstrecke von über 40 km pro Tag zurück und konnten dies mit Hilfe dieses Kraftkorns bewältigen. Die magische Wirkung des kleinen Korns war den Missionaren und Eroberern suspekt und deshalb wurde der Anbau und Verzehr von Amarant verboten. Somit wurde Amarant für Jahrhunderte vergessen und musste sozusagen neu entdeckt werden.

Stufe 4: Eiweiß

Eiweiß, auch Protein genannt, ist für den Körper sehr wichtig. Proteine sind die sogenannten Baumeister unseres Körpers und liefern ihm Baustoffe für Enzyme, Hormone wie Insulin und Antikörper für das Immunsystem. Eiweiß ist ein wichtiger Bestandteil von Zellen, Bindegewebe, Muskeln, Knochen, Haaren, Haut und Nägeln. Weiters sind Proteine wichtige Transportstoffe z. B. für Nährstoffe wie Eisen; sie übertragen Signale, wehren Infektionen ab, bewirken Muskelbewegungen, ermöglichen den Stoffwechsel, verleihen dem Gewebe feste Struktur und sind wichtig für die Gehirnbotenstoffe.

Eine ausgewogene Eiweißversorgung ist besonders in der Wachstumsphase von großer Bedeutung.

Achten Sie auf eine ausreichende Eiweißzufuhr und darauf, dass sich tierisches und pflanzliches Eiweiß die Waage hält, denn meist essen wir überwiegend tierisches Eiweiß.

Das Eiweiß kann im Körper, im Gegensatz zu Fett, nicht gespeichert werden. Da es im Körper aber ständig verbraucht wird und der Körper sonst wichtige Baustoffe nicht herstellen kann, muss täglich genügend Eiweiß zugeführt werden.
Die Österreichische Gesellschaft für Ernährung spricht eine Empfehlung für Kinder von 0,9 g pro Körpergewicht pro Tag aus. Für Erwachsene wären es 0,8 g.

10 g Eiweiß sind laut OEG enthalten in:

- 300 ml Vollmilch
- 50 g Forelle
- 50 g Hühnerfleisch
- 55 g Kichererbsen, getrocknet
- 120 g Tofu
- 1 ½ Eiern

Wertvolle Eiweißquellen sind **Hülsenfrüchte, magere Milchprodukte, Eier, mageres Fleisch, Fisch, Nüsse, Kerne und Vollkorngetreide.**
Ist in jeder Mahlzeit Eiweiß enthalten, bringt das sehr viele Vorteile mit sich: der Blutzuckerhaushalt wird stabilisiert, der Heißhunger wird somit gebannt und man ist länger satt.

Milch

Milch ist kein Getränk und somit auch kein Durstlöscher, sondern ein flüssiges Nahrungsmittel und kann als Zwischenmahlzeit eingesetzt werden.
Seit einiger Zeit gibt es zur Milch neue wissenschaftliche Überlegungen: Ist sie wirklich so gesund für den menschlichen Körper? Oder spielt die Werbung so eine große Rolle für uns, da wir in unserer Region von **Milchseen und Butterbergen** umgeben sind? Warum gibt es die Krankheit Osteoporose noch immer, wenn wir doch so viel Milch und Milchprodukte zu uns nehmen?

Seien Sie kritisch und genießen Sie die Milch und Milchprodukte mit Ihren Kindern, beachten Sie aber auf alle Fälle die Verzehrmenge. Ein Zuviel sättigt auch Ihr Kind und drängt andere wichtige Lebensmittel in den Hintergrund.

Kalzium ist im Kindesalter sehr wichtig, weil es für das Knochenwachstum zuständig ist. Kalzium ist aber nicht nur in der Milch enthalten, sondern auch in **Grünkohl, Sesam, frischer Petersilie, getrockneter Feige, Mandeln, frischer Kresse, Paranüssen, Brokkoli, Sojabohnen oder Lauch.**

Käse

Käse wird meist industriell hergestellt und die handwerklichen Traditionen werden dadurch nach und nach ersetzt.
Es ist sehr wichtig, das Etikett gründlich zu lesen. Ich stehe sehr oft vor der Käsevitrine und suche Käsesorten, die ohne E-Nummern und vor allem ohne Farbstoffe hergestellt werden. Auch wenn die einzelnen Käsesorten sehr verlockend aussehen, muss ich deshalb leider den Großteil wieder ins Regal zurücklegen.

Joghurt

Früchtejoghurts haben oft einen sehr hohen Zuckergehalt und sind auch noch mit Aromen versetzt. Leider hat das Erdbeeraroma allerdings manchmal nichts mit einer Erdbeere zu tun, sondern ist ein industriell hergestelltes Chemieprodukt.
Ein Naturjoghurt mit frischem Obst schmeckt um Welten besser als ein fertiges Früchtejoghurt mit künstlich hergestelltem Obstaroma. Außerdem können Sie hier den Zuckergehalt selber bestimmen und das Joghurt ist frei von jeglichen Zusatzstoffen. Bereiten Sie ihn gemeinsam mit Ihrem Kind zu. Sie werden sehen, gemeinsam Obst zu waschen und vor allem klein zu schneiden macht großen Spaß.

Bei fettreduzierten Fruchtjoghurts ist manchmal der Zuckeranteil höher als bei den „normalen" Fruchtjoghurts – wo es durch den geringen Fettanteil an Geschmack fehlt, wird mit Zucker nachgeholfen.

Probiotische Joghurts
Diese Joghurts sind mit Milchsäurebakterien versetzt, was sich positiv auf die Darmflora auswirkt. Jedoch Vorsicht, auch diese Produkte sind oft voller Aromen, Süßstoffe und Konservierungsmittel.
Bedenken Sie auch, dass probiotische Joghurts in jedem Körper anders „wirken".

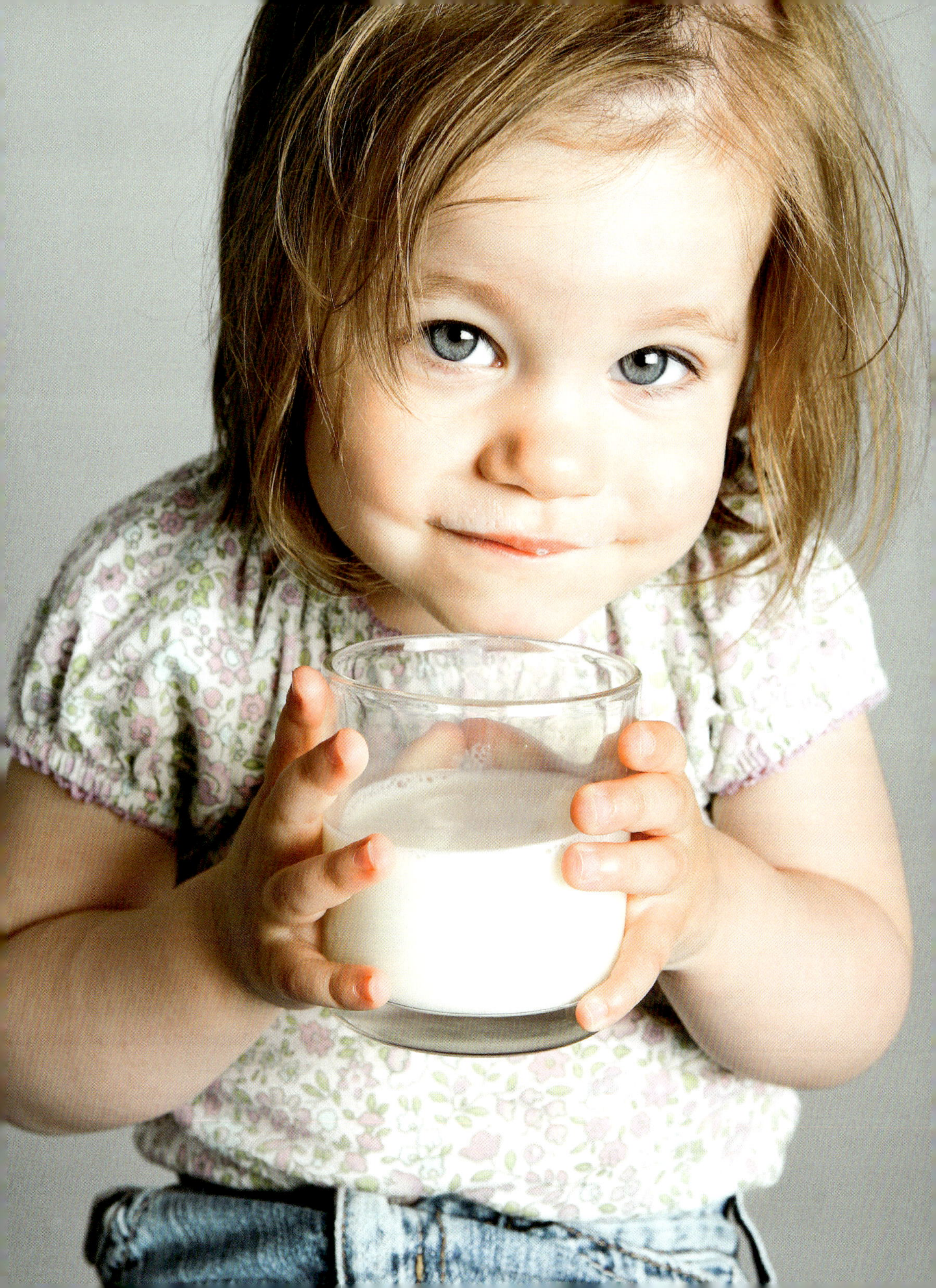

Beachten Sie bei Milchprodukten:

- Milchdesserts und Joghurts ist meist sehr viel Zucker zugesetzt, ebenso Konservierungsstoffe, Farbstoffe und Aromen. Wählen Sie die chemiefreien Produkte, oder bereiten Sie die Speise ganz einfach selbst zu.
- Topfen (Quark), Frischkäse und Joghurt gehören zu einem ausgewogenen Speiseplan, aber ungezuckert und naturbelassen. Ein selbstgemachter Erdbeerjoghurt schmeckt nicht nur besser, sondern hat auch viel mehr Vitamin C als ein industriell hergestellter.

Fleisch

Es muss nicht täglich Fleisch auf dem Tisch stehen. Achten Sie bei Fleisch auf die Qualität und nicht auf die Quantität.
Massentierhaltung ist, wie jeder von uns schon oft im Fernsehen gesehen hat, heute weit verbreitet. Schweine leben auf engem Raum, wo sie sich kaum bewegen können, oder auf Spaltböden, wo sie sich nicht um die eigene Achse drehen können. Medikamente werden vorbeugend in das Futter gemischt oder das Futter wird mit chemischen Zusatzstoffen angereichert, damit die Tiere schnell zunehmen.
Ein leidendes Tier, das auch noch mit vorbeugenden Medikamenten gefüttert wird, kann kein qualitativ hochwertiges und gut schmeckendes Fleisch liefern.
Biofleischprodukte haben den Vorteil, dass die Tiere artgerecht gehalten wurden, mit Biofutter ernährt wurden und die vorbeugende Verabreichung von Medikamenten am Biobauernhof verboten ist.
Klären Sie Ihre Kinder darüber auf, was artgerechte Tierhaltung bedeutet. Warum glückliche Schweine ein Ringelschwänzchen haben oder eine Kuh in der Massentierhaltung leiden muss, um uns Milch zu liefern.

Wurst und Schinken

Wurstwaren sind oft sehr fett und enthalten künstliche Aromen und sehr viel Salz. Häufig werden Abfälle aus der Schlachtung mitverarbeitet. Haben Wurstwaren eine schöne rosa Farbe, stammt diese aus dem Pökelsalz. Das Pökelsalz ist ein Konservierungsstoff und verhindert, dass der rote Blutfarbstoff abgebaut wird, denn die Wurst würde sich gräulich verfärben und wäre somit für die Konsumenten nicht mehr attraktiv. Im Pökelsalz ist auch Nitrit enthalten, das gesundheitliche Nachteile mit sich bringt, da es mit anderen Eiweißstoffen zu krebserregenden Nitrosaminen reagieren kann.

Wählen Sie mageren Schinken und informieren Sie sich beim Fleischer Ihres Vertrauens, was in den jeweiligen Produkten enthalten ist – Wurstwaren aus Bioerzeugung sind nitritfrei.

Fisch

Fische sind sehr leicht verdaulich, da sie fast kein Bindegewebe enthalten. Sie haben einen hohen Gehalt an fettlöslichen Vitaminen (A und D) und sind reich an Jod, Kalium, Magnesium, Phosphor, Eisen, Selen und wichtigen Fettsäuren.

Zu den fettarmen Fischarten gehören **Seelachs, Kabeljau, Scholle und Forelle,** die sehr wertvolle Eiweiß- und Jodquellen sind.
Fettreiche Fische sind **Lachs, Hering oder Makrele.** Diese Fische enthalten wichtige Omega-Fettsäuren.
Die Meere sind überfischt und ihre Bestände sind stark reduziert. Auch die Umweltbelastung trägt dazu bei, dass es nur mehr wenige ertragreiche Fanggebiete gibt.
Aquakulturen sind Gitternetzkäfige in flachen Meeresbuchten, wo Fische gezüchtet werden. In diesen Aquakulturen kann es auch zu Krankheiten kommen, die im offenen Meer nicht auftreten. Ein Einsatz von Medikamenten kann nicht ausgeschlossen werden.

Vermeiden Sie Aquakulturen und auch Fischarten, die durch Überfischung belastet sind.

Ein großes Problem sind auch die illegalen Fischer. Es gibt zwar eine Menge Gesetze zur Regulierung, doch viele Fischer wissen diese und auch die Kontrollen geschickt zu umgehen.

Das blaue Logo (Marine Stewardship Council) ist ein Siegel und somit eine Garantie für umweltverträgliche Fischerei. Es steht für nachhaltige Fischerei, ebenso wie die Biofische.

Abbildung 1: Marine Stewardship Council (vgl. www.wwf.de)

Abbildung 2: Biofisch (vgl. www.biofisch.at)

Im Internet können Sie unter **www.wwf.de/fisch** den Fischführer herunterladen, der bei der richtigen Fischauswahl unterstützt und dabei auf die Umwelt achtet. Sie als Verbraucher haben auch einen bedeutenden Einfluss auf das Fischangebot.

Es ist wichtig, dass Sie Fisch in abwechslungsreicher Form anbieten, wie z. B. **gedünstet, als Fisch-Suppe, Fisch-Auflauf, gebraten, im Backofen, Fisch auf Kartoffelgratin** ... Besondern beliebt bei Kindern sind Fischstäbchen.
Fischstäbchen sind industriell vorfrittiert und sollten nicht wöchentlich auf dem Speiseplan stehen.

Fisch zählt nicht immer zu den beliebtesten Nahrungsmitteln eines Kindes. Wie kann man also Fisch für Kinder schmackhaft machen?

- anbieten und zum Kosten einladen
- mit dem Kind gemeinsam kochen
- fischen gehen
- den Tisch dementsprechend mit den Kindern dekorieren und eine Tischdeko basteln
- Urlaub am Meer machen

Hülsenfrüchte

Hülsenfrüchte sind kaum auf einer Ernährungspyramide zu finden – zählen aber zu einer sehr wichtigen Eiweißquelle. Die Familie der Hülsenfrüchte ist sehr groß und einige sind kaum bekannt. Zu den Hülsenfrüchten zählen rote Linsen, grüne Linsen, braune Linsen, Mungobohnen, Erbsen, kleine Azukibohnen, weiße Bohnen, kleine schwarze Bohnen, Nierenbohnen, Hokkaido-Azukobohnen, Hokkaido-Schwarzbohnen, Käferbohnen, Sojabohnen, Kichererbsen, Johannisbrot, Pintobohnen und Limabohnen.
Hülsenfrüchte sind sehr wertvolle Nahrungsmittel, denn sie sind eine gehaltvolle Quelle an Eiweiß, komplexen Kohlenhydraten (Ballaststoffen), ungesättigten Fetten, Vitaminen und Mineralstoffen.

Die Familie der Hülsenfrüchte ist nicht nur sehr groß, sondern es gibt auch unterschiedliche Sorten, etwa bei den Erbsen, die sich auch im Geschmack unterscheiden. Die gelben Erbsen sind süßer und milder, während die grünen Erbsen intensiver im Geschmack sind.

Hülsenfrüchte passen in jede Gemüsesuppe, können als Beilage gegessen werden und schmecken als Aufstrich auch sehr gut. In Aufstrichform sind sie leider nicht mehr erkennbar, bereiten Sie daher den Aufstrich gemeinsam mit Ihrem Kind zu.

Hülsenfrüchte können Blähungen verursachen, vor allem, wenn man sie sehr selten isst. **Es gibt hier auch einige Tipps, um der Gasbildung „aus dem Weg zu gehen“:**

- Bohnen einweichen, Einweichwasser weggießen und frisches Wasser zum Kochen verwenden.
- Hülsenfrüchte mit einem Stück Kombualge (Bio-Algen) einweichen und gemeinsam mit den Hülsenfrüchten kochen – falls die Alge zerfällt, einfach mit servieren
- beim Kochen auch ein oder zwei Lorbeerblätter dazugeben
- gegen Ende der Kochzeit Meersalz, Essig oder Zitrone dazugeben
- je nach Geschmack kann man Ingwer, Chili, Pfeffer, Kümmel, Fenchel oder Anis dazugeben
- rote Linsen blähen nicht

Sie können natürlich auch Hülsenfrüchte aus Dosen verwenden. Damit ersparen Sie sich dann auch die Einweich- und Kochzeit. Achten Sie aber daruf, die ungezuckerte Variante zu wählen.

Wie können Sie Ihr Kind für Hülsenfrüchte begeistern?

Ihr Aussehen lockt nicht immer! Kaufen Sie mit Ihrem Kind Hülsenfrüchte in trockener Form, setzen Sie sich gemeinsam aktiv damit auseinander, um die Hülsenfrüchte kennenzulernen, und machen Sie Ihr Kind damit vertraut. So werden sie eher akzeptiert und eher gekostet, ohne dass man Kinder lange überreden muss.

Wecken Sie Interesse:

- gemeinsam Hülsenfrüchte einkaufen gehen
- Vielleicht haben Sie auch die Möglichkeit Hülsenfrüchte anzubauen und zu ernten.
- Mandalas mit den Hülsenfrüchten legen
- methodische Reihen legen (1 Bohne, 2 Kichererbsen, 1 schwarze Linse, 1 Bohne ...)
- Schüttspiele sind auch mit Hülsenfrüchten möglich
- Schatzsuche: im Sand nach den Bohnen suchen – wer findet mehr?

Und zu guter Letzt: kochen und anbieten!

Stufe 5: Fett

Gesunde Fette sind sehr wichtig für unsere Ernährung. Sie sind wichtige Energielieferanten, Reservestoffe, Wärmeschutz, Geschmacks- und Aromaträger und Träger der fettlöslichen Vitamine, denn ohne Fett könnten diese Vitamine vom Magen-Darm-Trakt gar nicht aufgenommen werden. Sie sind auch Bestandteil aller Zellen und sehr wichtig für die Zellmembran, da sie sie geschmeidig und aufnahmefähig für das Insulin machen.
Die richtigen Fette spielen eine große Rolle für Sehkraft, Krebsprävention, Aufbau der Knochen und vieles mehr.

Gesättigte Fettsäuren

Die gesättigten Fettsäuren erkennt man daran, dass sie bei Zimmertemperatur fest sind. Sie sind enthalten in Fleisch- und Wurstwaren, Kokosfett und Schmalz. Sie steigern den Cholesterinspiegel, wirken sich negativ auf Entzündungen im Körper und auf das Herz-Kreislauf-System aus.

Ungesättigte Fettsäuren

Ungesättigte Fettsäuren werden unterteilt in

- einfach ungesättigte Fettsäuren (Omega-9-Fettsäure)
- zweifach ungesättigte Fettsäuren (Omega-6-Fettsäure)
- dreifach ungesättigte Fettsäuren (Omega-3-Fettsäure)

Zu den **einfach ungesättigten Fettsäuren** zählen z. B. Erdnussöl, Olivenöl und Avocados.

Die **mehrfach ungesättigten Fettsäuren** sind die essenziellen Fettsäuren, d.h. sie müssen dem Körper in ausreichender Menge zugeführt werden, da er sie nicht in ausreichender Menge selber produzieren kann.
Die ungesättigten Fettsäuren haben wichtige Funktionen. Sie stärken das Immunsystem, wirken sich günstig auf die Entzündungsprozesse im Körper aus, regen den Stoffwechsel und den Cholesterinstoffwechsel wie auch die Gehirnzellen an und sind wichtig für die Blutzuckerkontrolle, Nervenübertragung, Haut und Hormone.
Die **dreifach ungesättigten Fettsäuren** haben eine weitere wichtige Funktion. Sie schützen Herz, Gefäße und Gehirn und haben eine antirheumatische und entzündungshemmende Wirkung.

Zweifach ungesättigte Fettsäuren
(Omega-6-Fettsäure)
Linolsäure

enthalten in:

- Distelöl
- Kürbiskernöl
- Sonnenblumenöl
- Maiskeimöl
- Traubenkernöl

Dreifach ungesättigte Fettsäuren
(Omega-3-Fettsäure)
Alpha-Linolensäure

enthalten in:

- Fisch
    - Makrele
    - Hering
    - Forelle
    - Lachs
    - Thunfisch
- Öl
    - Soja
    - Leinöl
    - Rapsöl
    - Walnussöl
    - Sojaöl
- Nüssen, Samen und Kernen

Isst Ihr Kind überhaupt keinen Fisch, bieten Sie andere Fette der Omega-3-Familien an. Der Körper kann sie innerhalb einer Familie umwandeln. Eine wichtige Voraussetzung ist allerdings, dass er genügend Vitamine und Mineralstoffe zugeführt bekommt. Bei einem großen Verzehr von Transfettsäuren und gesättigten Fetten funktioniert die Umwandlung leider nicht.

Transfettsäuren

Noch schädlicher als gesättigte Fettsäuren sind die Transfettsäuren.
Diese entstehen, indem man Wasserstoff bei hohen Temperaturen durch mehrfach ungesättigte Fette leitet, sodass sie zu heiß werden – dadurch werden die gesunden Fettsäuren in ihrer Struktur verändert und sind sehr schädlich für den Körper. Für den Hersteller bringt diese Härtung den Vorteil, dass die Fette länger haltbar und auch streichfähig sind.

Die Transfettsäuren sind in allem Frittierten und in allen industriell hergestellten Lebensmitteln wie Margarine, Backwaren und Fertigprodukten enthalten, da diese aus Backmargarine hergestellt werden. Auf dem Etikett werden sie als „gehärtete Pflanzenfette", „gehärtete Fette", oder „pflanzliche Fette, zum Teil gehärtet" bezeichnet – also Augen auf! Aus den Begriffen „pflanzliches Fett", „Pflanzenfett" oder „pflanzliches Öl" kann man nicht erkennen, welche Öle bzw. Fette verwendet wurden, es kann dahinter eine Mischung von verschiedenen Fetten stecken. Kokosfett oder Palmfett – also die ungehärteten Pflanzenfette – werden meist extra angeführt. Seien Sie also kritisch.

Gehärtete Fette müssen unbedingt gemieden werden, da sie viele gesundheitliche Folgen haben:

- sie verhärten die Zellmembran, diese ist dadurch weniger aufnahmefähig für Insulin, was das Diabetesrisiko erhöht
- Cholesterinerhöhung – und dadurch das Risiko von Arteriosklerose, Arterienverhärtung und Arterienverstopfung. Dies kann wiederum zu Herzinfarkt und Hirnschlag führen.
- sie erhöhen auch den Triglyceridspiegel (Blutfette), was zu einem Herz- oder Schlaganfall führen kann
- sie werden in die Zellmembran eingebaut und dadurch wird sie spröde und starr. Die Zelle altert vorzeitig und das Krebsrisiko erhöht sich.

Butter und Margarine

Butter ist ein natürliches Produkt. Margarine hingegen wird unter einem hoch technischen Verfahren in einer Fabrik hergestellt und beinhaltet viele Zusatzstoffe und manchmal auch Transfettsäuren, unter anderem Emulgatoren, Konservierungsstoffe, Aromen und Farbstoffe. Denn das Ausgangsprodukt von Margarine ist immer ein flüssiges Öl, das auch im Kühlschrank flüssig bleibt, und erst durch die Härtung wird verhindert, dass es „davonläuft". Bevorzugen Sie Butter, aber diese auch nur in Maßen.

Welche Fette sollten Sie wählen?

Sie sollten bestimmte „Fettarten“ bevorzugen, andere einschränken und andere wiederum meiden. Die wichtigen (essenziellen) pflanzlichen Öle werden meist zu wenig gegessen.

Bei den Fettangaben ist es meist ähnlich wie bei den Zuckerangaben. Es werden verschiedene Fette dem Produkt zugesetzt. Der Fettanteil wird dadurch aufgespalten, damit die Inhaltsstoffe auf der Zutatenliste weiter nach hinten rutschen. Denn Fett ist für viele Menschen ein Warnhinweis und würde es auf der Liste gleich zu lesen sein, würde das Produkt wieder ins Regal wandern.
Auf dem Etikett können dann verschiedene Öle stehen, wobei oft tierische und pflanzliche Fette getrennt genannt werden. In Summe können die aufgelisteten Fettangaben sehr hoch sein.

Öle

Greifen Sie zu biologischen, nativen (=kaltgepressten) Ölen, die immer in dunklen Flaschen aufbewahrt werden, woran man ein gutes Öl schon auf den ersten Blick erkennt. Es ist auch von sehr großem Vorteil, wenn das Öl das Bio-Zeichen trägt. Ich kann Ihnen nur nahelegen, bei Ölen nicht Geld zu sparen. Es gibt sehr viel Öle, die unter Zusatz von Chemikalien und unter großer Hitzeeinwirkung hergestellt werden – dadurch gehen die Qualität und wichtige Inhaltsstoffe verloren.
Das Öl sollte zu Hause an einem dunklen Platz aufbewahrt werden, denn ist es dem Sonnenlicht ausgesetzt, kann es oxidieren. Es sollte auch nicht unbegrenzt gelagert werden, da es sehr leicht ranzig werden kann, was man durch Geruchs- und Geschmacksproben feststellen kann. Haben die Öle allerdings eine dunkle Farbe, eventuell eine Trübung und zeigen sie Ablagerungen, spricht das für ihre Naturbelassenheit, und sie müssen nicht ranzig sein.

Kochen mit Öl

Achten Sie darauf, dass das Öl in der Pfanne nicht zu heiß wird. Ein Öl darf nie rauchen. Es leiden nicht nur die wertvollen Fette, sondern es entstehen Transfettsäuren und freie Radikale. Erhitzen Sie zuerst die Pfanne und geben Sie dann das Öl und danach sofort das Fleisch dazu.

Vorsicht, es dürfen nicht alle Öle erhitzt werden.
Nie erhitzen sollten Sie Kürbiskernöl, Leinöl, Distelöl und Weizenkeimöl. Andere Öle sollten Sie vorsichtig erhitzen und nicht zu heiß werden lassen.
Mit Ölen kann man nicht nur kochen, sondern sie auch direkt aus der Flasche verwenden, z. B.

- fertige Suppe kurz vor dem Servieren verfeinern
- Aufstriche aufpeppen
- Nudeln finalisieren
- Süßspeisen, Obstsalate, Topfenspeisen und Müsli verfeinern
- gebratenen Fisch beträufeln
- als Finish für gekochtes Gemüse, zum Verfeinern von Käse

Wie kann man genügend essenzielle Fettsäuren über den Tag verteilt zu sich nehmen?

Für Kinder sind Fette und Fettlieferanten sehr wesentlich. Pflanzliche Öle, Nüsse und Samen spielen für das Wachstum eine wichtige Rolle. Kinder sollten täglich etwa 10 g hochwertiges Öl zu sich nehmen.

- gehackte Nüsse oder Samen (Sesamsamen, Leinsamen) über das Müsli streuen;
- kurz vor dem Servieren Öle über Suppen, über gekochtes Gemüse oder Salate träufeln;
- Kerne ins Brot backen;
- Ein guter Tipp: Sesam in einer Pfanne leicht anrösten und Sojasauce dazugeben und über einem Salat verteilen.

Tipps für den Alltag:

- Nüsse und Samen in verschiedensten Variationen anbieten und immer zur Verfügung stellen – also nicht ins Küchenkasterl, sondern ins Blickfeld
- Salatwochen – jeden Tag wird ein anderer Salat mit einem neuen Dressing aus wertvollen Fettsäuren verkostet, dabei auf gute Öle achten
- Kinder über Transfettsäuren aufklären
- Richtwert: 1–2 Esslöffel an wichtigen Fetten pro Tag
- vermeiden Sie Frittiertes und Transfettsäuren

Stufe 6: Süßigkeiten

Die sechste und letzte Stufe der Lebensmittelpyramide sind die Süßigkeiten. Angefangen von Eiscreme, Torten, Kuchen über Bonbons und Lollis bis zu Keksen und Schokolade. Eines haben diese Lebensmittel gemeinsam – den Zucker!

Zucker

Zucker ist in vielen Lebensmitteln enthalten, auch dort, wo man ihn kaum vermutet, wie z. B. in Bohnenkonserven und Nudelsaucen.
Gehen Sie mit offenen Augen einkaufen und lernen Sie dabei abzuschätzen, wie viel Zucker in den einzelnen Lebensmitteln enthalten ist.

Hier einige Beispiele:

- eine Tafel Schokolade = ca. 14 Stück Würfelzucker
- ein Butterkeks = ca. 1 Stück Würfelzucker
- 1 Glas Multivitaminnektar = ca. 9 Stück Würfelzucker

Die Deutsche Gesellschaft für Ernährung (DGE) gibt als Orientierung einen Zuckerwürfelkonsum von 10% des Tagesenergiebedarfs vor. Das heißt in etwa, dass Kinder im Kindergartenalter rund 9–11 Stück Würfelzucker pro Tag zu sich nehmen dürften. Bei Erwachsenen wären es ca. 20 Würfelzucker. Hier handelt es sich um eine Orientierung und um keine Empfehlung. Bedenken Sie, dass 500 ml Softdrink schon 12 Stück enthalten können, ein Schokoriegel zwischen 10 und 13 oder 125g Vanille-Joghurt 6 Stück.

Da der Zucker einer Raffination unterzogen wurde, liefert er nichts von den wichtigen Inhaltsstoffen mit – es handelt sich hier um sogenannte **„leere Kalorien".** Von leeren Kalorien spricht man dann, wenn das Produkt wenige Nährstoffe wie Vitamine und Mineralstoffe mitliefert, aber einen sehr hohen Energie- und Brennwert – also Kaloriengehalt – hat.

Unser Körper kann nicht mit großen Mengen Zucker umgehen und wird mit vielen gesundheitlichen Problemen belastet.

Ein hoher Zuckerkonsum hat schwere gesundheitliche Folgen, wie z. B. Diabetes, Osteoporose, Rheuma, Gicht, Nieren- und Gallensteine usw. Eine dauerhaft zuckerreiche Ernährung birgt viele Nebenwirkungen. Kinder können schneller ermüden, sich schlapp und ausgelaugt fühlen und können auch häufiger krank werden. Aber auch das Verhalten kann beeinflusst werden, wir fühlen uns gereizt und unausgeglichen und die Konzentration wird beeinträchtigt.
Nebenwirkungen von nährstoffarmen und vor allem zuckerhaltigen Lebensmitteln kann ich sehr gut im Kindergarten beobachten. Ich habe kurze Zeit in einer Kindergartengruppe mitgearbeitet, wo es bis auf ein paar Ausnahmen immer sehr zuckerhaltige Jause gab. Ich konnte beobachten, wie die Kinder zappelig, unkonzentriert und aufgedreht wurden. Viele sind im Gruppenraum, der leider auch sehr eng war, auf und ab gestürmt und wussten gar nicht, wo sie zuerst hinlaufen sollten – ich hatte manchmal das Gefühl, dass die Kinder die Wände hochlaufen könnten.

„Ohne Zuckerzusatz"

Steht auf der Verpackung „ohne Kristallzucker", müssen Sie genauer hinschauen. Die Zuckerreduktion kann mit Hilfe von Süßstoffen und Zuckeraustauschstoffen erreicht werden.
Wenn auf einer Verpackung „ohne Zuckerzusatz" steht, dann werfen Sie einen Blick auf das Etikett. Denken Sie daran, dass anstatt des Wortes Zucker auch andere Namen gebraucht werden.

Kleines Zuckerlexikon:

- Fruktose
- Glukose
- Dextrose
- Laktose
- Maltose
- Saccharose
- getrockneter Glucosesirup
- Fructosesirup
- Traubenzucker
- Traubenfruchtsüße

- Rübenzucker
- Sucrose
- Invertzuckersirup
- Maltodextrin

Die Hersteller bevorzugen es, die einzelnen Zuckerarten mit ihren chemischen Namen anzuführen. Der Grund liegt wiederum darin, dass auf dem Verpackungsetikett immer jene Zutaten an erster Stelle stehen müssen, die am meisten im Produkt enthalten sind. Werden die einzelnen Zuckersorten aufgezählt, steht nicht Zucker an erster Stelle. Der chemische Name hat natürlich auch den Vorteil, dass die Substanz oft nicht als Zucker entlarvt wird. All diese Zuckerarten haben aber dieselben Auswirkungen wie der weiße raffinierte Zucker.

Fruktose/Fruchtzucker

Einen weit verbreiteten Irrtum gibt es bei der Fruktose. Hierbei handelt es sich nicht um die Fruktose aus den Früchten, sondern um ein hochraffiniertes Produkt, das meist aus Mais gewonnen wird, dieselbe Auswirkung auf den Körper hat wie der weiße Haushaltszucker und noch schneller in Fett umgewandelt wird. Augen auf, wenn auf der Verpackung „mit reiner Fruchtsüße“ steht.
Fruchtzucker ist um einiges süßer als der herkömmliche Haushaltszucker. Er verstärkt die Süße von Süßstoffen und rundet das Aroma ab. Fruchtzucker ist auch ein billiges Süßungsmittel.

Zuckeraustauschstoffe

Viele Hersteller versuchen, sich an den Konsumenten zu orientieren und gehen dem Wunsch nach, gar keinen Zucker in ihr Getränkeprodukt zu mischen. Ganz ohne Süße geht es aber nicht, denn der Konsument möchte auch den ganzen Geschmack. Deshalb werden Zuckeraustauschstoffe oder Süßstoffe verwendet.

Achten Sie darauf bei Kindern, denn der kindliche Körper reagiert viel sensibler auf chemische Stoffe und oft reicht schon eine kleine Menge.
Stiftung Warentest warnt außerdem: „Zuckeraustauschstoffe können je nach Empfindlichkeit zu Durchfällen, Bauchschmerzen und Blähungen führen.“ Solche Zuckeraustauschstoffe sind Sorbit, Mannit, Dulcit, Xylit, Maltit oder Lactid.

Süßstoff

Süßstoffe wie auch Zuckeraustauschstoffe wurde für Diabetiker produziert, da durch die Erkrankung die Bauchspeicheldrüse beeinträchtigt ist und zu wenig bzw. kein Insulin herstellen kann.

Vielen Lebensmitteln ist Süßstoff zugesetzt. Süßstoffe findet man in Getränken, Milchprodukten, Naschereien, aber etwa auch in Essiggurken.
Süßstoffe können bis zu 300-mal süßer sein als der Haushaltszucker – Saccharin sogar bis zu 500-mal – und haben dabei keine Kalorien. Süßstoffe sind z. B. Saccharin, Cyclamat, Acesulfam-K, Sucralsoe, Aspartam, Thaumatin, Steviosid, Glycyrrhizin, Neohereridin, Miraculin, Monelin usw.
Bedenken Sie, dass Süßstoffe chemisch hergestellte Produkte sind, die mit der Natur nichts gemeinsam haben. Mit Süßstoffen tun Sie Ihrer Gesundheit nichts Gutes, da sie viele Nebenwirkungen haben, auf die jeder Mensch anders reagiert. Die Nebenwirkungen sind zwar in der Wissenschaft umstritten, Tatsache ist aber, dass es künstlich hergestellte Produkte sind, die unseren Körper sehr verwirren können. Sie täuschen einen Geschmack vor, und der Körper wartet auf Nährstoffe, die er nicht erhält.

Es gibt auch eine Mengenbegrenzung, die am Tag nicht überschritten werden sollte. Ich finde es aber empfehlenswert, **wenn Kinder gar keinen Süßstoff konsumieren.** Ist in einem Getränk Süßstoff enthalten und das Kind trinkt mehr als einen Liter, dann kann ganz leicht die Tagesdosis überschritten werden.

Vermeiden Sie Süßstoffe und Zuckeraustauschstoffe so gut es geht, denn Kinder gewöhnen sich sehr an den übertrieben süßen und künstlichen Geschmack und tun sich dann sehr schwer, die natürliche Süße eines Apfels zu schmecken. Sie lehnen dann Früchte ab, die einen natürlichen süßen Geschmack haben, weil ihnen die Süße zu wenig intensiv schmeckt.

Wie kann man Zucker erfolgreich einsparen?

Zucker kann man nicht verbieten, man kann ihn nur einschränken, ihn bewusst genießen und darauf achten, wie die Nahrungspalette des gesamten Tages zusammengesetzt ist.

So können Sie Zucker einsparen:

- Zucker im Haushalt wie ein Gewürz einsetzen, also sehr sparsam.
- Zucker durch Alternativen wie Agavendicksaft, Malze oder Rohrohrzucker ersetzen, aber auch sehr sparsam verwenden.
- Legen Sie eine bestimmte Naschzeit fest – Kinder lieben Rituale.
- Darauf achten, ob der Süßigkeitenkonsum ein wirklicher Bedarf ist oder eine schlechte Essgewohnheit. Überprüfen Sie, ob Ihr Kinder nicht statt Süßigkeiten eigentlich etwas anders möchte: Liebe, Freude, Zuneigung
- Kinder nicht mit Süßem belohnen. Süßes wird dann schnell zum Ersatz bei Frust, Langeweile und Stress. Süßigkeiten bekommen so auch einen hohen Stellenwert und zu viel Aufmerksamkeit.
- Kakao selbst süßen. Mit einem Becher Kakao kann schon die maximale Tagesmenge an Zucker erreicht sein. Es gibt aber auch Kakaopulver ohne Zucker. Geben Sie den Zucker selbst dazu, wissen Sie auch, wie viel im Getränk wirklich enthalten ist.
- Kinder über Zucker und dessen Auswirkungen auf den Körper aufklären. So werden sie sensibilisiert und finden einen verantwortungsvollen und genussvollen Umgang mit Lebensmitteln.
- Schwach gesüßte Cornflakes einfach unter die gesüßten mischen – somit verringert sich der Zuckergehalt. Den zuckerhaltigen Anteil dann schrittweise verringern. Mit den Kindern Variationen herstellen und lustige Namen ausdenken.
- Auch Knäckebrot kann man zerkleinern und als Cornflakes servieren.
- Auch in Ketchup ist Zucker enthalten. Finden Sie mit Ihrem Kind einen Kompromiss – z. B. jeder darf zum Mittagessen zwei Portionen Ketchup nehmen.
- In den kalten Jahreszeiten Kompotte oder Muse gemeinsam zubereiten (siehe Rezeptteil). Selbstgemachte Kompotte selber süßen – dadurch wissen Sie, wie viel Zucker enthalten ist. Es gehen sehr viele Vitamine ins Kochwasser über, deshalb ist es wichtig, dieses mitzuessen.

- Marmelade selber zubereiten, so hat man den Zuckeranteil auch hier selbst in der Hand. (siehe Rezeptteil)
- Hauptsächlich ungesüßte Nahrungsmittel einkaufen, nachsüßen kann man zu Hause immer noch.
- Wenn Sie etwas süßen, dann schütten Sie den Zucker nicht aus der Verpackung oder aus dem Zuckerstreuer, sondern nehmen Sie einen Löffel dazu, denn nur so wissen Sie, wie viele Löffel Zucker Sie verwendet haben.
- Viele Süßigkeiten werden billig in großen Verpackungen verkauft. Bedenken Sie: wenn Sie eine große Packung Schokolade zu Hause haben, dann wird diese auch verspeist und wenn die Verpackung einmal offen ist, dann kann das auch sehr schnell gehen. Die Tafel Schokolade wird dann rippenweise statt stückchenweise gegessen, und von Genießen ist dann meist keine Rede mehr. Kleine Packungen haben also einen größeren Genusswert.
- Suchen Sie auch eine Lade für Naschereien, die nach außen hin nicht sichtbar und auch kein Blickfang ist, so ist nicht immer das verlockende Angebot da.
- Kinder geben sich mit einem unterschiedlichen Gehalt an Süße zufrieden. Einige Kinder brauchen sehr wenig Zucker, während andere ihren Pudding mit drei Stück Würfelzucker nachsüßen – so wie sie es eben gewohnt sind.

Alternativen zu Zucker

Lebensmittel, die eine kräftigende Wirkung haben und lang anhaltend sättigen, wie Gerichte mit Vollkorngetreide (z. B. **Süßreis, Dinkel**) und süßem Gemüse (z. B. **Kürbisse,** vor allem der Hokkaidokürbis, **Pastinaken, Zwiebeln** oder **Karotten),** mindern das starke Bedürfnis nach Süßem.

Versuchen Sie, das Gemüse einmal größer zu schneiden – vielleicht machen Sie auch die Erfahrung, dass es dann etwas süßer schmeckt.

Die vorgestellten Alternativen sollten in vernünftigen Maßen konsumiert werden. Es handelt sich um Süßungsmittel, die man statt Zucker verwenden kann, die aber trotz allem auch nur eine geringe Nährstoffmenge liefern.

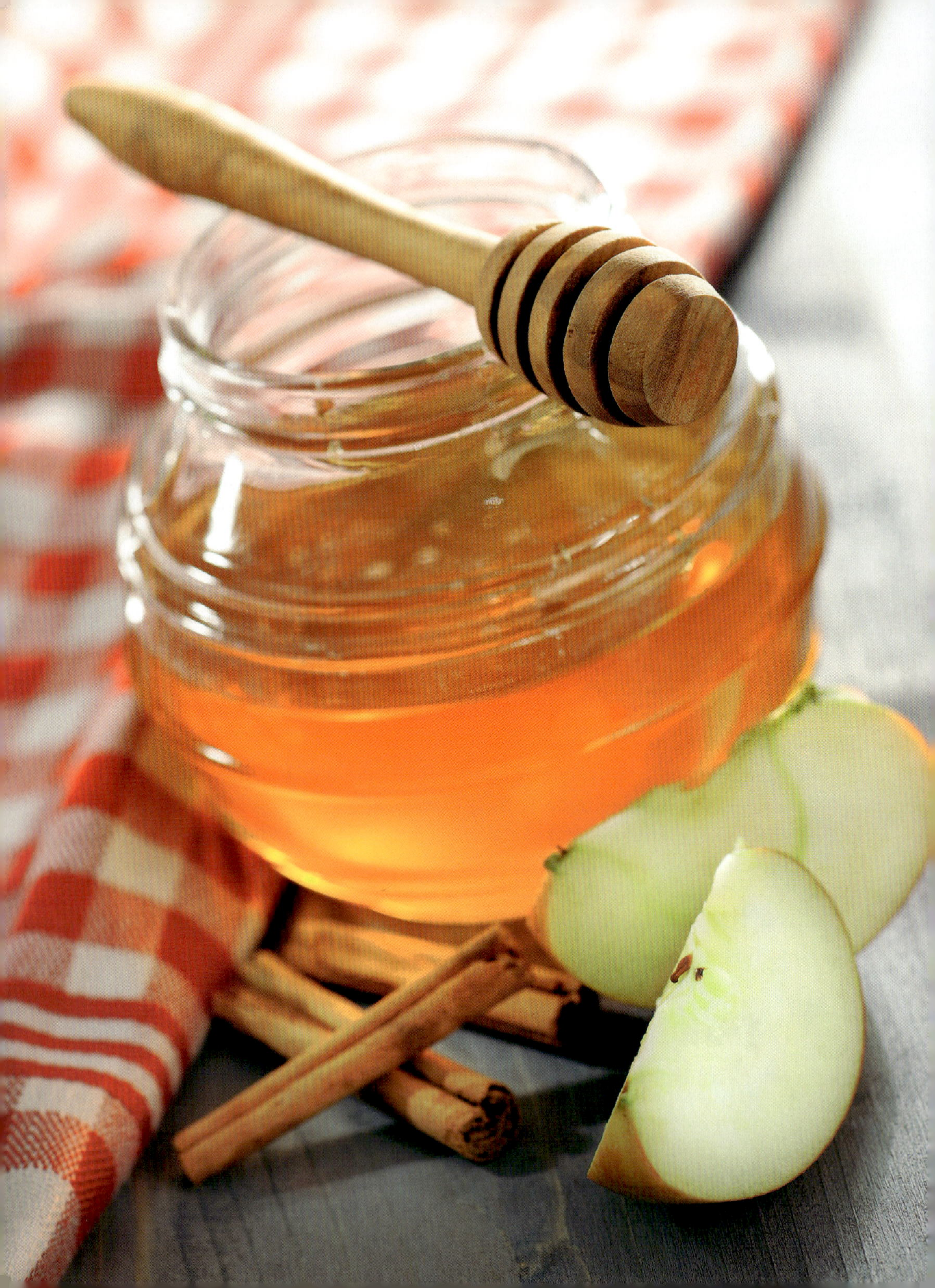

Agavendicksaft

Agavendicksaft wird aus der mexikanischen Agavenpflanze gewonnen. Sie ist im Mittelmeergebiet, wie auch in fast allen tropischen und subtropischen Ländern anzutreffen.
Bei gleicher Süße hat Agavendicksaft weniger Kalorien als weißer Zucker sowie einige wenige Mineralstoffe wie Kalzium, Kalium, Magnesium und Phosphor.
Sie können beim Backen Zucker eins zu eins mit dem Agavendicksaft ersetzen.

Honig

Honig sollte ebenfalls sparsam verwendet werden. Ihm werden viele gesundheitsfördernde Wirkungen zugeschrieben, und er wird manchmal als Heilmittel eingesetzt, z. B. bei Husten. Doch Honig liefert viel Zucker mit und klebt besonders gut an den Zähnen.

Malze

Malze werden aus ganzem und gekochtem Getreide gewonnen, die im Gegensatz zu Zucker vor allem B-Vitamine und Mineralstoffe enthalten.
Man unterscheidet Gerstenmalz, Reismalz, Weizen- und Maismalz. Kosten Sie sich durch und entscheiden Sie mit Ihrer Familie, was Ihnen am besten schmeckt.

Rohrohrzucker

Rohrohrzucker wird nicht raffiniert und enthält daher noch einige Mineralstoffe wie z. B. Kalzium, Magnesium, Zink, Kupfer und Mangan.
Achten Sie bewusst auf die Bezeichnung „Rohzucker“ oder „Rohrohzucker“. Denn brauner Zucker kann auch weißer Zucker sein, der nur gefärbt wurde.
Achten Sie hier wirklich auf gute Qualität!

Achtung bei biologischen Süßigkeiten!

Bio-Zuckerl sind zwar eine nette Alternative, da sie keine E-Nummern und Aromen enthalten und als Ersatz zu weißem Zucker verwendet werden, jedoch wird hier nicht gespart. Der Rohrohzucker steht auch sehr weit vorne in der Zutatenliste. Sie können also auch trotz „Bio“ zu einem hohen Zuckerkonsum am Tag kommen.

Bewusster Umgang mit Zucker

Süßigkeiten sollten auf keinen Fall aus dem Speiseplan der Kinder gestrichen werden. Aber Kinder sollten zum richtigen Zeitpunkt naschen. Also nicht schon in der Früh, denn wie schon erwähnt ist Zucker kein guter Start in den Tag (der Blutzuckerhaushalt wird durcheinandergebracht). Ich persönlich finde einen guten Zeitpunkt am Nachmittag. Hier ist der Körper dann schon mit wichtigen Nährstoffen vom Frühstück und Mittagessen versorgt und Ballaststoffe, Vitamine und Mineralstoffe sind vorangegangen.

Genuss

> *„Essen ist ein Bedürfnis, Genießen eine Kunst."*
> (François Duc de La Rochefoucauld)

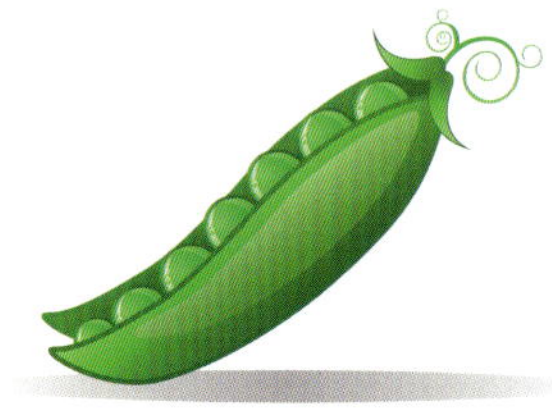

Das Wichtigste ist, bewusst mit den Sinnen zu naschen und zu genießen. Man hat länger etwas davon, wenn man die Schokolade auf der Zunge zergehen lässt und die Kakaobohne darin auch schmeckt, statt dass man sofort anfängt, sie zu zerbeißen. Natürlich bedarf es auch hier etwas Zeit. Genießt man bewusst, dann ist die Dosis auch meist eine kleinere. Isst man die Schokolade auf dem Weg vom Kindergarten nach Hause, schmeckt diese ganz anders, als wenn man sich zu Hause in Ruhe hinsetzt und die Schokolade genüsslich auspackt und sie langsam genießt.
In unserer Gesellschaft ist es selbstverständlich geworden, während des Einkaufens zu essen, sich schnell einen Schokoriegel zu kaufen und ihn einfach so zwischendurch zu verschlingen, während man nebenbei ganz etwas anderes macht. Wer hätte vor einigen Jahren seinen Kaffee in einem Pappbecher auf der Straße zu sich genommen?

Hier einige Tipps, um richtig genießen zu können:

- zum Genießen braucht man Zeit
- zum Genießen braucht man eine Sitzgelegenheit und einen etwas ruhigeren Ort
- genießen kann man nur ohne schlechtes Gewissen
- sich nur auf ein „Tun" konzentrieren – also nur mit dem Essen alleine sein, ohne Telefon und Fernsehen
- Zelebrieren Sie das bewusste Genießen so richtig.

Schokolade schätzen

Kinder naschen sehr gerne und viele wissen gar nicht, wie die Schokolade hergestellt wird.
Von der Kakaobohne zur Schokolade ist es ein sehr langer Weg, angefangen von der Arbeit der Bauern auf der Plantage. Wenn wir eine Tafel Schokolade aufreißen, wissen wir das meist gar nicht zu schätzen.
Josef Zotter schreibt in seinem sehr empfehlenswerten Buch „Schokolade – Die süßen Seiten des Lebens“ nicht nur über die Geschmacksschule und die genussvollen Schokoladenverkostungen, sondern auch über den Ursprung der Kakaobohne und welchen Weg sie zurücklegt.
Die Kakaofrucht, die ca. 10–20 cm lang ist, wird mit speziellen Messern von den Bäumen geerntet. Die Früchte werden dann an speziellen Sammelplätzen in den Plantagen gesammelt und halbiert, was sehr vorsichtig passieren muss, da die Samen dabei nicht zerstört werden dürfen. Die Kakaosamen werden dann aus der Frucht geholt. In einer Frucht, die ca. 0,5–2 kg schwer sein kann, sind 20–50 Kakaobohnen enthalten. Für eine Tafel Schokolade werden ca. 40 Bohnen benötigt.
Danach wird mit der Fermentation, also dem Gärvorgang begonnen. Die Kakaosamen und auch das Fruchtfleisch werden auf Bananenblätter geschüttet und mit Blättern zugedeckt. Je nach Sorte gären sie zwei bis sechs Tage. In dieser Zeit entwickeln sich auch die ersten Geschmacksaromen. Nach dem Trocknen wird die Ernte von den Händlern abgeholt und in die Häfen gebracht, wo sie über die Welthandelspreise bestimmen, und der Kakao geht in großen Containern auf Reisen und landet in den Schokoladenfabriken.

Eine gute Schokolade erkennt man daran, dass sie keine gehärteten Fette, Geschmacksverstärker, Aromen, Konservierungsstoffe, Emulgatoren und Stabilisatoren enthält. Für eine qualitativ gute Schokolade muss man auch den entsprechenden Preis zahlen.
Bitterschokolade kann einen Kakaoanteil von bis zu 80% und auch darüber hinaus haben. Hier sind z. B. Flavonoide enthalten, die einen wichtigen Beitrag zur Vorbeugung von Gefäßerkrankungen leisten. Also je höher der Kakaoanteil, desto gesündere Eigenschaften kann man ihm zuschreiben. Natürlich in Maßen, und nicht tafelweise. Ein Zuviel kann auch hier für den Körper nicht gut sein.
Eine durchschnittliche Tafel Schokolade enthält hingegen meist nur zwischen 20

und 30% Kakaoanteil, den Rest machen Zucker und Fett aus. Es gibt auch viele Schokoriegel, die aus billigem Kakaopulver, viel Zucker, Emulgatoren, Stabilisatoren, Milchpulver etc. bestehen.
Schokolade ist also nicht gleich Schokolade.

Schokolade soll etwas Besonderes sein bzw. werden. Machen Sie Ihrem Kind den langen Weg der Kakaobohne bis zur Tafel Schokolade bewusst und auch, welchen Beitrag die Arbeiter auf der Plantage leisten.

- recherchieren Sie gemeinsam in Büchern, Lexikon und im Internet
- besuchen Sie ein Schokoladenmuseum
- lernen Sie gemeinsam Schokolade so richtig zu genießen und lassen Sie sie auf der Zunge zergehen

Verbote

Kindern kann man Schokolade die ersten Lebensjahre auch gut vorenthalten – bis sie zur ersten Geburtstagsfeier eingeladen werden oder in den Kindergarten kommen. Kommen sie hier erst mit Süßigkeiten in Berührung, können wir nicht wissen, wie sie darauf reagieren.
Ein Bonbon, ein Stück Schokolade oder ein Stück Kuchen können einen gesundes Ernährungsverhalten nicht sofort zunichtemachen – planen Sie es bewusst ein.

Strenge Verbote machen Süßigkeiten noch attraktiver. Also nicht verbieten, sondern überlegen, wie man sie anbietet, wie oft und wie viel davon gegessen wird. Kinder können sich die Süßigkeiten auch heimlich holen, dazu müssen sie nicht einmal Taschengeld bekommen. Kindergartenkinder finden auch ihre Mittel und Wege. Ich beobachte immer wieder Kinder, die ihren Süßigkeitsbedarf z. B. bei Geburtstagsfeiern oder bei süßen Jausen im Kindergarten sehr deutlich nachholen und sie dann im Übermaß verzehren – sie essen sozusagen für die nächsten Wochen vor, ohne dass ihnen dabei schlecht wird.

Finden Sie also gemeinsam mit Ihrem Kind einen vernünftigen Umgang.
Meine Beobachtung zum Naschen im Kindergarten ist, dass Kinder bei der Aussage „eine Schokolade hab ich leider nicht, aber einen Apfel können wir essen“ mit großer Begeisterung „Hurra“ rufen und schnell an den Tischen sitzen. Versuchen Sie das auch zu Hause.

Süßigkeiten und Regeln

Wenn es klare Regeln gibt, dann muss nicht ständig diskutiert und verhandelt werden. Denn diese Verhandlungen können sehr kräfteraubend sein. Durch Regeln entstehen Ordnung und klare Vereinbarungen, die einen Rahmen schaffen.
Stellen Sie **gemeinsame Regeln** auf, erarbeiten Sie sie gemeinsam und verständlich.

Treffen Sie mit Ihren Kindern eine Vereinbarung, wie oft Schokolade am Tag oder in der Woche verzehrt werden sollte (eine Handvoll). Sie können für Ihr Kind auch ein **Tagesangebot oder ein Wochenangebot an Süßigkeiten** machen und Ihr Kind teilt sich dies frei ein – das geht natürlich erst ab einem gewissen Alter, und zu Beginn wird es sicher Ihre Hilfe benötigen.

Ziehen Sie mit Ihrem Kind auch an einem Strang – es hat wenig Sinn, wenn Sie hinter dem Rücken Ihrer Kinder naschen.
Kindern kann man sehr gut vermitteln, dass man sich die Süßigkeiten genau einteilt, z. B. „Ich esse heute keinen Kuchen, weil ich morgen auf eine Geburtstagsfeier eingeladen bin und ich esse ihn dann dort!“

Großeltern verwöhnen ihre Enkelkinder gerne mit Naschereien – aber es gibt auch andere Möglichkeiten, wie Oma und Opa ihrem Enkelkind eine Freude machen können, wie z. B. mit einem **Malbuch, Buntstiften, einen Parkbesuch, Luftballons, einem gemeinsamen Ballspiel ...** Wir können auch so unsere Liebe und Fürsorge zu zeigen.
Zu bestimmten Anlässen wie Geburtstag, Ostern oder Weihnachten kann auch mal mehr genascht werden – Feste soll man feiern, wie sie fallen. Nur Achtung, dass es nicht zu einer täglichen Ausnahme wird.

Was tun, wenn der Heißhunger kommt?

Ein Kind kann schnell in ein „Energieloch“ fallen und nach Zucker verlangen. Achten Sie bei allen Mahlzeiten verstärkt auf den Anteil von Getreide, Getreideprodukten oder Kartoffeln.
Es ist auch wichtig, dass Ihre Kinder genügend Obst und Gemüse essen, damit der Körper „satt mit Vitaminen und Nährstoffen“ ist. Ich kann das sehr gut bei mir selber beobachten. Beginne ich in der Früh zu meinem Frühstück mit einem Apfel

oder einer Birne und esse zu Mittag einen großen Berg Gemüse oder große Schalen mit Salat, verlangt mein Körper nach keiner süßen Nachspeise. Auch zu meiner Kaffee-Zeit kann ich Kuchen und Co. einfach ablehnen. Ich komme auch gar nicht auf die Idee zuzugreifen.
Nährstoffarme Lebensmittel verleiten also zum Weiteressen. Dem Körper fehlen wichtige Nährstoffe und der Körper ist nicht „nährstoffsatt" und verlangt daher immer mehr.
Bevor ich also spüre, dass ich in eine Heißhungerattacke falle, koche ich mir ein paar Karotten oder schiebe einen großen geschnittenen Zucchini in den Ofen, und ich muss dann nicht gegen den großen Appetit auf Schokolade, Kuchen und Co. ankämpfen.
Kinder hören im Kindergartenalter besonders auf ihr inneres Sättigungs- und Hungergefühl, was von großer Bedeutung ist und was viele Erwachsene leider verlernt haben. Es ist daher sehr wichtig, dass sich Kinder dies weiterhin beibehalten.

Kinderlebensmittel

Kinderlebensmittel findet man vor allem bei Süßigkeiten, Snacks und Riegeln, aber auch bei Milchprodukten, Cornflakes und Getränken. Ihr Angebot wird aufgrund des großen Erfolges ständig erweitert.

Kinderlebensmittel enthalten
- zu viel Eiweiß
- zu viel Fett
- zu viel Zucker
- zu viel Salz
- zu wenig Ballaststoffe
- wenig vom Ausgangsprodukt, da sie stark industriell verarbeitet sind
- viele Zusatzstoffe wie Aromen, Farbstoffe

Kinderlebensmittel beinhalten sehr viel Zucker. In einem Becher Joghurt können bis zu 7 Stück Würfelzucker enthalten sein. Sie strotzen meist auch von Aromastoffen, Traubenzucker, Fruchtzucker, künstlichen Vitaminen und Farbstoffen. Auch

Kinderschokolade ist meist noch viel süßer als die „normale“ Schokolade. Kinderjoghurts sind aufgrund des Fettgehalts, der höher ist als in den herkömmlichen Milchprodukten, cremiger. Sie bieten für die Ernährung der Kinder keinen Vorteil gegenüber herkömmlichen Lebensmitteln. Der **höhere Fett- und Zuckergehalt** wird von den zugesetzten Vitaminen nicht wettgemacht.

Kinderlebensmittel sind meist süße Produkte und fallen unter die Kategorie „Nascherei und Süßigkeiten“. Streichen Sie sie aber nicht vom Speiseplan und hängen Sie kein Verbotsschild darüber, sondern handhaben Sie sie einfach wie Süßigkeiten.

Hinter den Kinderlebensmitteln steckt ein deutliches Konzept:

- Die Verpackungen sind aufwändig, bunt und optisch sehr ansprechend und sind dadurch auch eine Umweltbelastung. Die Nahrungsmittel sind auch speziell geformt, es gibt z. B. Kekse in Tierform. Dadurch haben sie einen hohen **Wiedererkennungswert.**
- Es sind kleine **Geschenke** dabei, Sammelbilder oder sonstige Spielereien wie z. B. eine Pfeife auf der Trinkflasche.
- Die Eltern werden durch die zugesetzten **Vitamine und Mineralien** gelockt. Meist werden aber die Kinderprodukte wahllos angereichert.
- Wir greifen zu, weil wir annehmen, dass zugesetzte Vitamine nicht schaden können. Dabei sollen diese oft nur die ernährungsphysiologisch schlechte Qualität kaschieren. Die künstlich zugesetzten Vitamine und Mineralien machen ein zucker- und fettreiches Lebensmittel nicht gesünder – lassen Sie sich also nicht täuschen. Die Kinder verlieren mit ihrer „Spezialkost“ jeden Bezug zu natürlichen Nährstoffquellen und der regelmäßige Verzehr verhindert eine ausgewogene Ernährung.
- Die Kinderprodukte sind meist kleinere Portionen, und der **Preis** ist meist höher als bei herkömmlichen Produkten, da der höhere Zucker- und Fettgehalt auch mehr kostet.
- Die **Werbung** ist kindgerecht gestaltet und signalisiert, dass es sich um ein gesundes, sinnvolles und nährstoffreiches Nahrungsmittel handelt.
- Kinderlebensmittel locken mit Slogans wie „gesund naschen“ und sprechen oft durch lustige Namen an.

- Die kleinen **kindgerechten Portionen** sind verlockend. Seien Sie kritisch und sehen Sie nach, woher die Kinderäpfel kommen.
- Kinderlebensmittel sind sehr stark verarbeitete Produkte. Die beworbenen Inhaltsstoffe wie z. B. die Extraportion Milch findet man in sehr geringen Mengen und meist in künstlicher Form. Auch das Getreide musste lange in der Fabrik verarbeitet werden und hat viele bedeutende Nährstoffe wie auch an Geschmack verloren, sodass dann mit entsprechend viel Chemie nachgeholfen werden muss.

Was können Sie tun?

- Klären Sie Ihr Kind auf. Es ist nicht einfach, Kindern zu vermitteln, dass die heißgeliebten Kinderlebensmittel nicht für den täglichen Verzehr gedacht sind, da doch „für Kinder" drauf steht und die Werbung so vieles verspricht. Werden Sie nicht müde, die Werbestrategien zu erwähnen und erziehen Sie Ihr Kind somit zu einem kritischen Konsumenten.
- Kinderlebensmittel sind keine gesunde Jause und auch nicht als Zwischenmahlzeit geeignet. Bauen Sie die Kinderlebensmittel bewusst in den Speisplan ein.
- Werbung: Es ist hier wichtig, Kinder aufzuklären, wie die Werbung funktioniert. Sprechen Sie mit Ihrem Kind darüber und erziehen Sie es somit zu einem kritischen Konsumenten. Hinterfragen Sie gemeinsam mit Ihrem Kind den Werbeslogan, denn die Werbung hält nicht oft, das was sie verspricht. Erklären Sie Ihrem Kind, dass das Spielzeug nicht gratis ist, sondern dass dies im Preis einkalkuliert wurde.
- Bereiten Sie gemeinsam zu Hause Ihr eigenes Kinder-Joghurt zu, denken Sie sich einen lustigen Namen aus und tragen Sie es in das gemeinsame Kochbuch ein (siehe Kochen und Kinder).

DER GEMEINSAME FAMILIENTISCH

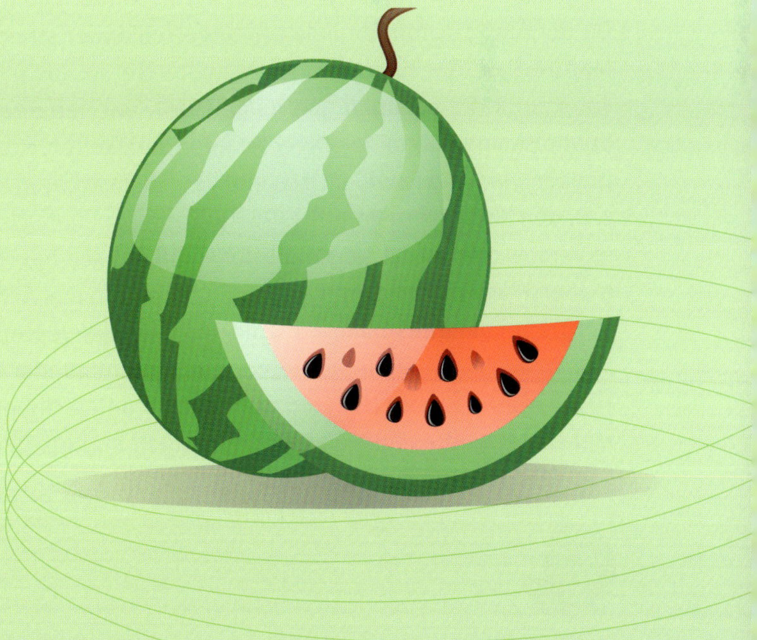

DER GEMEINSAME FAMILIENTISCH

Früher traf man sich täglich am gemeinsamen Familientisch – ein Ritual, das heute leider zunehmend seltener wird. Es gibt immer mehr Familien, die keinen großen Wert auf gemeinsame Mahlzeiten legen.
Lassen Sie die gemeinsame Mahlzeit nicht an Bedeutung verlieren. Machen Sie sie von einer Nebensache zu einem **wichtigen Punkt im Tagesablauf.** Essen ist mehr als eine reine Nahrungsaufnahme, denn gemeinsames Essen ist für viele Familien eine wertvolle Basis und bedeutet auch Vergnügen, Kult, Fantasie, Tradition und Gemeinsamkeit.

Eine gemeinsame Mahlzeit ist ein familiäres Gemeinschaftserlebnis und ein Ort des Austausches und der Kommunikation. Es entsteht **Nähe, Geborgenheit, gemeinsames Lachen und Wertschätzung.** Kinder können ein Zugehörigkeitsgefühl erleben und dadurch wird die Nestwärme für sie deutlich spürbar.
Es ist schön, wenn eine Mahlzeit am gemeinsamen Familientisch in einer positiven Atmosphäre eingenommen wird. Hier haben besonders berufstätige Eltern die Gelegenheit, am Alltag ihrer Kinder teilzunehmen. Hier können Ereignisse des Tages besprochen werden; Eltern sehen, wie es Kindern geht und was sie beschäftigt.
Da der Alltag schon für viele Kindergartenkinder stressig verlaufen kann, ist eine Mahlzeit am Abend in ruhiger Atmosphäre ein idealer Tagesausklang. Das Kind kann zur Ruhe kommen und es gibt Zeit, mit den Eltern über die Ereignisse und Erlebnisse des Tages zu sprechen und Neuigkeiten auszutauschen.
Der gemeinsame Familientisch gibt vor allem sicheren Halt bei Veränderungen, wie z. B. den Kindergarteneintritt. Dieser kann vor allem bei jüngeren Kindern eine tiefe Verunsicherung hervorrufen. Der Familientisch hat seinen fixen und standesgemäßen Platz und bringt so wieder Sicherheit in das Alltagsleben des Kindes.
Bei Tisch kommt es nicht nur zum kommunikativen Austausch, sondern man bekommt auch Launen der einzelnen Familienmitglieder gut mit und lernt damit umzugehen. Die Kinder lernen dadurch auch unterschiedliche Stimmungen kennen. Manchmal wird es ausgelassen, gemütlich und lustig sein, ein andermal betrübt und sehr schweigsam – wie das Leben so spielt.

Für Mahlzeiten braucht man Zeit. Hier haben Kinder und Erwachsene die Möglichkeit, sich etwas Gutes zu tun, sich zu erholen, zu stärken, abzuschalten und loszulassen.
Ein Kind nimmt die Mahlzeiten auch ganz anders wahr als ein Erwachsener. Viele Erwachsene bekommen heute in ihrem Stress oft gar nicht mit, dass sie essen. Kindergartenkinder gehen noch viel bewusster damit um und konzentrieren sich voll und ganz auf den Teller vor ihnen und auf die Tischgesellschaft. Für viele Eltern kann das ein großes Lernfeld sein.
Für ein harmonisches Zusammenleben sind eine gemeinsame Tischkultur und Kommunikation von großer Bedeutung. Bei Tisch lernt man auch sehr viel über soziales Verhalten: aktives Zuhören, auf den Gesprächspartner eingehen, Rücksichtnahme, Wortschatzerweiterung, Teilen und Zureichen und Tischmanieren.
Durch das Zelebrieren eines gemeinsamen Familientisches entsteht ein bedeutendes Ritual. Rituale sind bewusste Wiederholungen. Der Alltag lässt sich dadurch bewusster gestalten und die Zeit bekommt dadurch einen Rhythmus. Vor allem kleine Kinder können sich besser orientieren und es bringt Struktur und Stabilität ins Leben. Ein Rhythmus für die einzelnen Mahlzeiten und damit eine Routine ist für Kinder sehr wichtig, denn er vermittelt Sicherheit und Orientierung und teilt den Tag ein. Die einzelnen Familienmitglieder können sich auf die Mahlzeiten freuen und vor allem „schwierige" Esser werden nicht überrascht, sondern wissen, was auf sie zukommt.

Viele Eltern möchten gerne mehr Zeit in gemeinsame Mahlzeiten investieren, doch durch den straffen Zeitplan im Alltag geht sich dies sehr schwer aus. Besonders wenn beide Elternteile berufstätig sind, bringen sie Kochen und gemeinsame Mahlzeiten schwer unter. Hier ist es wichtig, sich kleine Ziele zu stecken und sich zuerst auf ein gemeinsames Frühstück oder ein gemeinsames Abendessen an einem liebevoll gedeckten Tisch zu konzentrieren. Ist auch das sehr schwer möglich, können Sie die gemeinsamen Mahlzeiten auf das Wochenende legen.
Wichtig sind die Grundeinstellung und der Wille. Qualität geht hier vor Quantität und das gemeinsame Essen kann auch nur hin und wieder bewusst gelebt und zelebriert werden. Es liegt an jedem Einzelnen, einen Platz im Alltag für das gemeinsame Essen zu sichern. Es ist wichtig, keinen Druck zu erzeugen, sondern einen Weg zu finden, der in den eigenen Alltag und in den eigenen Rhythmus passt.

Ist eine gemeinsame Mahlzeit im Zeitplan unmöglich, dann leisten Sie Ihrem Kind zumindest beim Essen Gesellschaft anstatt die Küche aufzuräumen.

Kinder können sich plötzlich gegen gemeinsame Mahlzeiten weigern. Es gibt immer einen Grund, warum Kinder so reagieren, wie sie reagieren. Hinter dem Verhalten steckt also immer ein Bedürfnis, das man entschlüsseln sollte. Verwenden Eltern Mahlzeiten bzw. Essen als Mittel zu Erziehungsmaßnahmen durch Strafe, Drohungen, Belohnungen und dergleichen, werden auch Kinder darauf zurückgreifen und Essen als Machtspiel oder zur Provokation benützen.

Atmosphäre

Eine angenehme und entspannte Atmosphäre beim Essen ist sehr wichtig. Gesundheit bedeutet nicht nur die Aufnahme von gesunder Nahrung, sondern auch Wohlfühlen. Die Mahlzeit ist wichtig und stärkend für Körper, Seele und Geist.

Tipps für das gemeinsame Essen:

- beim Essen Ablenkungen vermeiden
- die Essumgebung ist für Kinder wichtig – oft reichen ein paar Handgriffe, um das Wohlbefinden zu steigern (Tischdecke, Tischsets, Kerze)
- Werden Kinder an einem schön gedeckten Tisch empfangen, empfinden sie dies als große Wertschätzung
- gemeinsam essen
- ruhige Atmosphäre
- Zeit haben fürs Essen
- Kommunikationskiller abschalten (Handy, Zeitung, MP3)
- angenehmes Tischgespräch
- Regeln mit den Kindern vereinbaren, z. B. bei Tisch darf nicht übers Essen gelästert werden, das kann den anderen den Appetit verderben

Probleme

Gibt es Streit am Esstisch?

Gemeinsame Mahlzeiten laufen nicht immer harmonisch ab, und das kann für denjenigen sehr enttäuschend sein, der sich besonders viel Mühe gegeben hat.

Bereinigen Sie zuerst den Streit und widmen Sie sich erst dann wieder dem Essen – so wird das Essen auch nicht in das Streitthema mit einbezogen und kann ein neutrales Thema bleiben.

Gemeinsame Mahlzeiten sind nicht der ideale Zeitpunkt, Probleme auszudiskutieren oder Erziehungsmaßnahmen durchzusetzen. Wählen Sie einen anderen Zeitpunkt, und zwar am besten einen, der in Zusammenhang mit dem Problem steht!

Liebevoll gedeckter Tisch

Ein schön gedeckter Tisch hat mit Respekt zu tun und zwar mit Respekt gegenüber dem Essen, dem Koch bzw. den Köchen und den Essern – also allen Beteiligten. Bei der Tischdekoration können Sie Ihrer Fantasie freien Lauf lassen und sich mit viel Kreativität austoben. Kindergartenkinder lieben kleine Details.

Hier einige Tipps:

- Die Mitte des Tisches mit Obst und Gemüse der jeweiligen Jahreszeit dekorieren. Durch die jahreszeitliche Tischdekoration kann Ihr Kind nicht nur die unterschiedlichen Schätze der Natur wahrnehmen, sondern auch den immer wiederkehrenden Rhythmus der Jahreszeiten.
- **Herbst:** Kürbisse, Äpfel in den unterschiedlichsten Farben, Birnen, Herbstblätter, Kastanien, Kastanienigel ...
- **Winter:** Schöne Eisfiguren lassen sich rasch herstellen. Ausgefallene Eiswürfelformen mit Wasser füllen, eventuell ein paar bunte Nuggets dazugeben und einfrieren. Die Eiswürfel auf einem schönen Teller dekorieren und ein paar Teelichter oder Kerzen dazustellen. Es entsteht ein wunderschönes Eiskunstwerk, das zum Betrachten, aber auch zum Zuschauen beim Schmelzvorgang einlädt.
- **Frühling:** selbst gepflückte Blumen, Kieselwege
- **Sommer:** Muscheln auf Sand dekorieren, Schwimmkerzen in Wasserschalen, Blumen
- Kerzen
- Stoffbahnen

- Tischsets können auch selbst hergestellt werden. Ein dickeres Blatt Papier in der richtigen Größe zuschneiden. Es kann bemalt werden oder mit einer Mal-Technik gestaltet werden. Anschließend einfach laminieren, damit man es nach dem Essen abwischen kann.
- Steine
- Blätter als Namensschild verwenden und mit Goldstift beschriften
- Spiegelfliesen und Kerzen ergeben einen wunderschönen Effekt
- Blumen
- lustig gefaltete Servietten
- decken Sie wie im Restaurant mit weißen Stofftüchern, die kunstvoll gefaltet sind, polierten Gläsern, Fischbesteck ...
- ein Mandala mit Naturmaterialien auf einen schönen großen Teller legen und ihn in der Mitte des Tisches aufstellen

Fernsehen und Essen

Läuft der Fernseher neben den gemeinsamen Mahlzeiten, ist dies natürlich der Kommunikationskiller Nummer eins. Ich finde es immer sehr schade, wenn man einander gegenüber sitzt und sich doch vom Fernseher unterhalten lässt. Denn dieser Zeitpunkt eignet sich bestens, um sich auszutauschen und der Familie zu widmen, um den Kindern zu zeigen, dass sie jetzt an der Reihe sind.
Der Fernseher kann nicht nur ein Kommunikationskiller sein, sondern es kann auch sehr leicht passieren, dass das Gefühl der Sättigung untergeht.

Man kann natürlich Ausnahmen machen und bewusst einen Fernsehabend mit Knabbereien vorbereiten und einplanen. An solchen Fernsehabenden oder Videoabenden wäre es z. B. eine nette Idee, gemeinsam Mini-Pizzas zu backen.

DIE FÜNF MAHLZEITEN

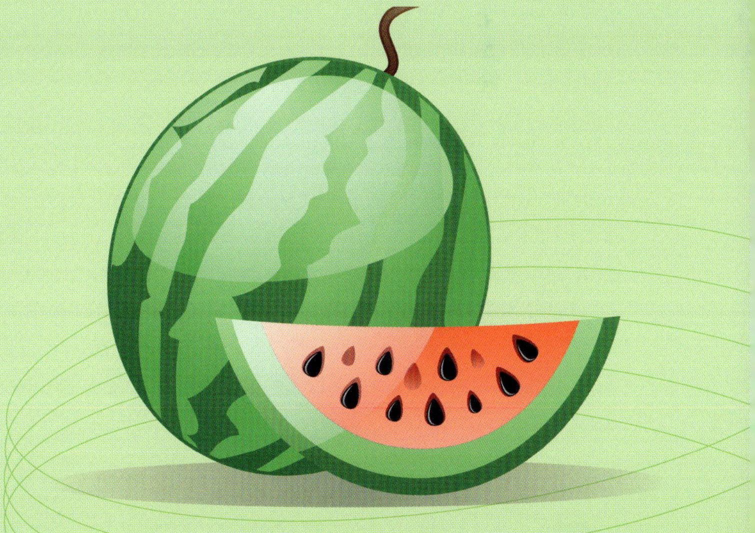

DIE FÜNF MAHLZEITEN

Pro Tag werden fünf Mahlzeiten empfohlen:

- Frühstück und Abendessen
- eine warme Hauptmahlzeit
- zwei Zwischenmahlzeiten

Speisenauswahl

Lassen Sie Ihr Kind bei der Speisenauswahl mitbestimmen. So können Sie auch vermeiden, dass Sie ein grantiges Kind vor einem dampfenden Wok-Gericht sitzen haben, das dann hungrig aufsteht und früher oder später zur Naschlade schreitet. Es ist hilfreich, Kinder bei der Menüauswahl mitbestimmen zu lassen und **Wunschtage** für jedes einzelne Familienmitglied einzubauen. So wird auch Neues eher akzeptiert und jedes Familienmitglied hat die Chance, irgendwann seine Lieblingsspeise zu essen.

Portionen

Vielen Kindern ist ein ästhetischer Teller sehr wichtig. Sie wollen erkennen, was sie essen. Ordnen Sie das Mittagessen schön auf dem Teller an und überlassen Sie das Mischen Ihrem Kind. Wenn das Bedürfnis da ist, dann mischen Kinder gerne selbst.
Lassen Sie Ihrem Kind auch das ganze Stück Fleisch auf dem Teller, damit das Essen auch dem der Erwachsenen gleicht – klein schneiden können Sie es dann immer noch, oder Ihr Kind übernimmt diese Aufgabe selbst. Kinder mögen es übersichtlich. Viele Fast-Food-Restaurants haben dies aufgegriffen und bieten ihr Essen schön angeordnet an: eine Box für die Pommes und eine Box für die Nuggets, und wer mag, kann alles in den Ketchupbehälter eintauchen.
Kinder wollen erkennen, was sie essen, damit sie auch wissen, bei welchem Teil der Mahlzeit sie vorsichtig kosten müssen, um keine Überraschung im Mund zu erleben.

Im Kindergarten kann ich oft Kinder beobachten, die eine Speise nicht essen, weil sie zerkleinert und für sie bis zur Unkenntlichkeit verarbeitet wurde.
Zu weich gekochtes Gemüse wird von den Kindern abgelehnt. Die Kinder fragen mich dann: „Was ist das?“ Wenn sie dann meine Antwort bekommen, verziehen viele das Gesicht und fragen etwas entsetzt noch mal nach: „Karotten!“ Gegessen wird es nach dieser Frage sehr selten. Der erste Eindruck ist also von großer Bedeutung.

Erwachsene bereiten oft die Portionen für Kinder auf dem Teller vor. Ich habe dies auch eine Zeitlang gemacht. Je mehr Hunger und je mehr Lust ich aufs Essen hatte, desto größere Portionen habe ich auf dem Teller angerichtet. Erst als alle vor prall gefüllten Tellern saßen und diese gar nicht bezwingen konnten, ist mir bewusst geworden, dass die Portionen aufgrund meines eigenen Hungers viel zu riesig waren.

Sättigungsgefühl

Kinder nehmen ihr Sättigungsgefühl sehr deutlich wahr, was wir Erwachsenen oft leider schon verlernt haben. Deshalb ist es wichtig, dass Kinder sich auch weiterhin daran orientieren können und sich nicht nach dem Teller richten – nach der Devise: wenn dieser leer ist, dann ist auch der Magen voll. Viele Erwachsene haben es bereits verlernt, sich am „Sattsein“ zu orientieren.
Kinder sollten die Möglichkeit haben, mit dem Essen aufhören zu können, wenn sie satt sind – auch wenn ein Erwachsener den Teller portioniert hat. Im Erwachsenenalter ist dies eine Kunst – weil es einfach gut schmeckt, obwohl man schon längst pappsatt ist.
Vielleicht hat Ihr Kind Lust, den Teller selber zu portionieren. Kinder wissen, wie viel sie brauchen. Die Menge variiert oft täglich. Ihr Kind kann sich selbst bedienen, oder es gibt Ihnen die Menge vor, mit „viel“, „wenig“, „ganz viel“ oder, wie es Marc und Eric machten, mit „mittel wenig“.

Leistungskurve

Unser Körper ist nie gleich leistungsstark. In bestimmten Phasen sind wir besonders aktiv, in anderen brauchen wir mehr Ruhe und erleben ein Tief. Diese Phasen kann man durch Ernährung beeinflussen.

Jeder Mensch ist unterschiedlich leistungsfähig. Manche Kinder springen in der Früh aus dem Bett, während sich andere mit Gewalt hochstemmen müssen. Mit einem ausgewogenen Frühstück können wir ein Leistungshoch erreichen, das mit einer Zwischenmahlzeit bis zur Höchstform gehen kann. Wird auf das Frühstück verzichtet oder enthält es besonders viel Zucker, bleibt leider das Leistungshoch aus und die körperliche und geistige Leistung kann eingeschränkt werden.
Nach dem Mittagessen folgt dann das Nachmittagstief. Am späteren Nachmittag steigt die Leistungsfähigkeit mit einer ausgewogenen Jause noch einmal an. Die Zwischenmahlzeiten helfen also, die Leistungstiefs abzuschwächen und versorgen unseren Körper immer wieder mit frischer Energie. Wer sich mit der Leistungskurve auskennt, kann seine Energie auch optimal nutzen und mit der Ernährung nachhelfen.
Die Tiefpunkte am Tag kann man also mit der richtigen Mahlzeit in der richtigen Menge abfangen.

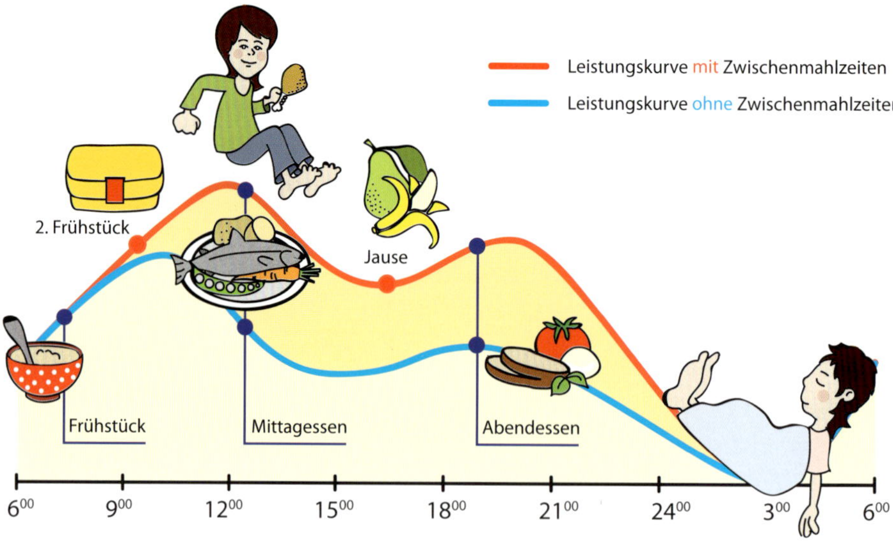

Frühstück

Das Frühstück ist eine der wichtigsten Mahlzeiten am Tag. Der Körper hat über Nacht die Kohlenhydratspeicher in Leber und Muskeln geleert, die unsere Aktivität ermöglichen. Wer also frühstückt, startet mit Kraft in den Tag.
Auch die Gehirnzellen verlangen nach neuer Energie – so wird die Basis für die Konzentration und das Lern- und Leistungsvermögen am Vormittag geschaffen und das Wohlbefinden gesteigert.

Ein ausgewogenes Frühstück vor einem Kindergartentag bringt viele Vorteile mit sich: **es macht den Körper fit, erhöht die Aufnahmefähigkeit, bringt Wohlbefinden und bessert die Stimmung** – Ihr Kind kommt satt in den Kindergarten, ist körperlich und geistig leistungsfähiger, hat Energie und ist mit genug Nährstoffen versorgt.
Das Frühstück ist also eine nährstoffreiche Grundlage für den Tag.
Geht das Kind ohne Frühstück aus dem Haus, sind die Energiereserven leer, ist es längst nicht so aktiv und konzentriert und es fühlt sich müde und schlapp.

Ist Ihr Kind ein Frühstücksmuffel?

Wenn ja, sollten Sie sich überlegen warum. Liegt es daran, dass Ihr Kind in der Früh keinen Appetit hat? Oder braucht es länger um wach zu werden, und ein Frühstück geht sich zeitlich dann nicht mehr aus?
Falls Stress und Hektik das morgendliche Aufstehen prägen, kann sich dies natürlich auf Ihr Kind übertragen und auf Stress reagiert der kindliche Körper mit Appetitlosigkeit. Je mehr Stress und Hektik den Tag prägen, desto häufiger werden Mahlzeiten in großer Eile verschlungen oder ausgelassen.
Kinder ahmen sehr oft das „Frühstücksverhalten“ der Eltern nach. Ein schneller Kaffee im Stehen, einen Bissen von einem Croissant dazu und mit dem Toast in der Hand hinters Steuer – so sieht das Frühstück vieler Erwachsener heute aus. Bei diesen Beobachtungen können Kinder gar nicht auf die Idee kommen ein Frühstück zu sich zu nehmen.
Vielleicht hat Ihr Kind aber auch keine Lust, alleine zu frühstücken.

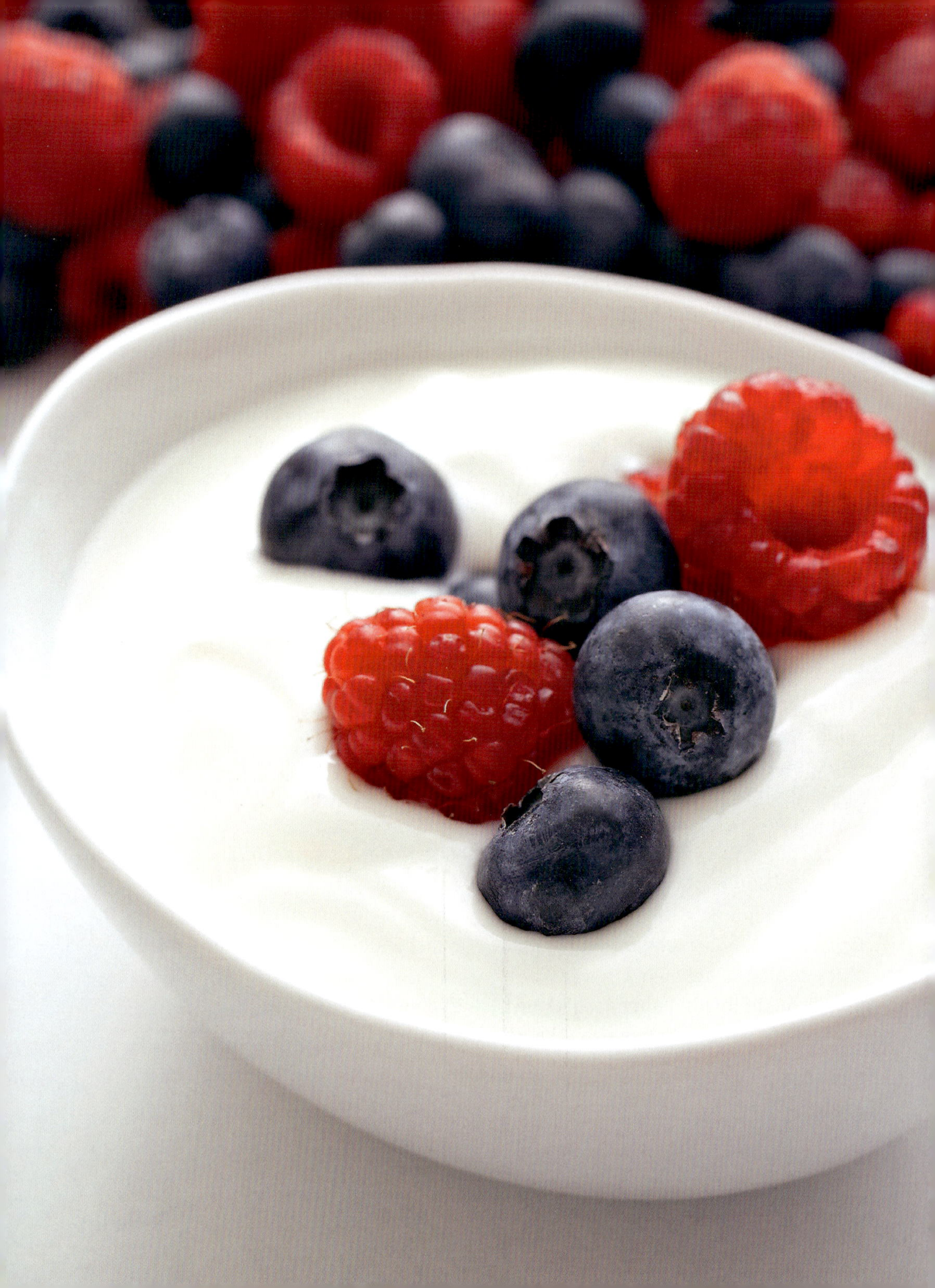

Doch wie zaubert man ein gelungenes, wertvolles Frühstück in einer angenehmen Atmosphäre?
Kommen Sie sehr schwer aus dem Bett und kostet Sie jeder Handgriff eine große Überwindung, dann ist mit **Vorbereitungen am Abend** schon sehr viel geschafft und man kann mit wenig Aufwand das Frühstück genießen.
Sie können Zeit sparen, indem Sie am Abend den Tisch decken. Denken Sie an **rote Akzente** auf dem Tisch, denn diese können einen Energieschub geben. Die Tassen für die Getränke können Sie in der Küche schon zur Kaffeemaschine bzw. zum Wasserkocher stellen, oder Sie kochen den Tee bereits am Vortag vor und halten ihn in einer Thermoskanne warm. Auch die Messer zum Obstschneiden und der Löffel fürs Müsliumrühren kann bereitgelegt werden.
Am nächsten Morgen muss man sich dann nur noch um die Nahrungsmittel kümmern. Auch Müslis lassen sich gut vorbereiten. Ein warmes Müsli muss dann nur mehr kurz auf den Herd und das frische Obst darauf verteilt werden.
Planen Sie das Frühstück wie einen Termin ein. Ein warmes Frühstück wird für viele berufstätige Eltern eine Umstellung sein, da schon so früh der erste Topf auf der Herdplatte steht. Aber Sie werden sehen, der 20-minütige Schlafverlust macht sich bezahlt.

Zu Beginn werden Sie sich fühlen, als würden Sie vor einer unvorstellbaren Aufgabe stehen, da wir in unserem Alltag schon sehr festgefahren sind. Vielleicht tut sich auch Ihr Kind schwer, es morgens schlecht aufstehen kann, besonders im Winter, wenn es noch dunkel ist. Aber Sie werden sehen, nach einer gewissen Zeit wird ein Frühstück zur Routine werden und keine unvorstellbare Illusion mehr sein. Finden Sie heraus, was Ihr Kind gerne isst. Möchte es sich in der Früh gerne beim Kauen austoben oder doch lieber nur einen Grießbrei oder einen Fruchtshake mit wenig Anstrengung trinken? Falls Ihr Kind etwas nicht möchte, dann akzeptieren Sie das, aber streichen Sie es nicht endgültig vom Speiseplan.

Bringt Ihr Kind in der Früh noch nichts hinunter, sollte es trotzdem Platz am Frühstückstisch nehmen und dazu ermutigt werden, einen Schluck von einem warmen Getränk zu nehmen.
Setzen Sie sich an den liebevoll gedeckten Frühstückstisch und Sie werden sehen, dass Ihnen Ihr Kind auch bald Gesellschaft leisten wird.

Kinder brauchen manchmal eine längere Anlaufzeit und auch Zeit, um sich an die Veränderung zu gewöhnen. Hier sind Geduld und Durchhaltevermögen gefragt. Wenn Kinder aber merken, wie sehr sie von einem Frühstück profitieren und wie schön es ist, gemeinsam mit der Familie am Tisch zu sitzen, kann jeder Frühstücksmuffel zu einem Frühstücksfan werden. **Sehen Sie das Frühstück als erstes familiäres Ritual als guten Start in den Tag.**

Das ideale Frühstück

Das ideale Frühstück besteht aus einer Kombination von Getreideprodukten, Obst/Gemüse und Milchprodukten (Brot, Gebäck, Vollkorn, Quark).

Es ist wichtig, nicht immer das Gleiche anzubieten, sondern die Mahlzeit abwechslungsreich zu gestalten. Es gibt unzählige Möglichkeiten ein leckeres und abwechslungsreiches Frühstück zu zaubern.
Alternativen zum klassischen Frühstück wären z. B. **Süßreis mit Früchten, Hirsebrei, Polenta (Maisgrieß) mit Apfelkompott und Nüssen, Haferflocken mit Birnen.** Vor allem in den kalten Jahreszeiten wärmen diese Gerichte den Körper von innen.
Im Sommer würden sich dann erfrischende **Shakes mit frischen Früchten** anbieten, die man in hohe Gläser füllen und mit einem Strohhalm anbieten kann, oder **frische Früchte mit Joghurt, süßer Frühstückstopfentoast, Radieschenbrote** etc.

Cornflakes

Besonders beliebt sind bei Kindern die fertig gekauften Cornflakes, die mit buntem Aufdruck und kleinen Spielzeugen locken. Die Werbung und die Verpackung preisen das Produkt mit einem hohen Gehalt an Ballaststoffen, Vollkorn, Vitaminen und Mineralstoffen an. Leider ist in diesen Produkten viel mehr Zucker als Vitamine enthalten – in manchen Packungen sogar bis zu **50 Stück Würfelzucker.**
Mit Getreide haben diese Nahrungsmittel auch kaum noch etwas zu tun, da es stark verarbeitet wurde. Diese Produkte zählen zu den Süßigkeiten und sollten auch so gehandhabt werden. Stellen Sie sich vor, Ihr Kind säße beim Frühstück mit einer Tafel Schokolade.
Als Kompromiss können Sie mit Ihrem Kind vereinbaren, dass einige Esslöffel Cornflakes der gesunden selbstgemachten Müslimischung untergerührt werden. Die Cornflakesmenge kann ja dann nach Absprache immer weniger werden.

Kakao

Ein besonders beliebtes Frühstücksgetränk ist Kakao. Die Kakaomischungen für Kinder bestehen allerdings bis zu 80% aus Zucker.

Eine Alternative zu dem zuckerhaltigen Getränk wäre ein **Fair-Trade-Kakao mit einem höheren Kakaoanteil.** Das Getränk schmeckt dann etwas bitterer. Sie können aber mit Agavendicksaft oder Rohrohzucker ein bisschen nachsüßen. So können Sie selbst bestimmen, wie viel Zucker sich im Getränk befindet.

Schoko-Aufstriche

enthalten sehr viel Zucker und Fett, auch die Bio-Variante. Fruchtaufstriche (siehe Rezeptteil) können eine gute Alternative sein.

Ihr Kind möchte unbedingt schon Süßigkeiten aufs Brot? Versuchen Sie mit Ihrem Kind Kompromisse zu finden.

Eine Möglichkeit wäre, dass die Schokocreme nur am Wochenende verzehrt wird. Und wenn einmal ein Frühstück nicht so nährstoffreich ausfällt, dann kann man dies während des restlichen Tages mit hochwertigen, gesunden Nahrungsmitteln ausgleichen.

Es ist wichtig, dass Sie mit Ihrem Kind gemeinsam diese Regeln und Kompromisse ausarbeiten und gemeinsam Ideen schmieden, **denn nur, was selbst entwickelt wurde, wird auch gerne umgesetzt.**

Eine Alternative zum süßen Aufstrich wäre ein süßes Topfenbrot mit Bananenscheiben und einem kleinen Schuss Ahornsirup.

Jause

Je kleiner das Frühstück, desto größer sollte dann die Jause sein, denn diese tankt die verbrauchte Reserven wieder auf und beugt einem Leistungstief vor.

Kinder, die auch am Vormittag zweimal essen, sind aufnahme- und leistungsfähiger. Ohne Jause können die Kinder einen ganzen Kindergartenvormittag nur sehr schwer überstehen, da der Blutzuckerspiegel im Lauf der Zeit abfällt. Das Kind fühlt sich unwohl, müde und ist unkonzentriert.

Heute besteht die Jause bei vielen Kindern oft aus gezuckerten Milchprodukten, abgepackten Brötchen mit Schokoladenfüllungen oder nährstoffarmen Semmeln, die monatelang haltbar sind.

Auch die in vielen Kindergärten zur Verfügung gestellten Vormittags- und Nachmittagsjausen sind nicht immer gesundheitsfördernd und nährstoffreich. Wichtig ist, dass Sie als Elternteil kundtun, dass Sie großen Wert auf eine gesunde Jause legen. Sie zeigen somit, dass Sie Interesse an den Mahlzeiten Ihrer Kinder haben.

Eine Alternative wäre, und dazu kann ich Sie nur ermutigen, dass Sie ab und zu Ihrem Kind eine Jause in den Kindergarten mitgeben. Hier hätten Sie dann bei einer gesunden, qualitativen und abwechslungsreichen Jause die Chance, gesunde Ernährung in den Kindergarten zu bringen. Die anderen Kinder interessieren sich dann natürlich dafür, was sich in der bunten Dose befindet, und bestaunen das schön hergerichtete Gemüsepaket mit dem leckeren Vollkornbrot. Vielleicht können Sie somit auch Pädagogen oder das Kindergartenpersonal zu einer gesunden Ernährung motivieren.

Einige Beispiel für eine gelungene Jause:

- knackiges Gemüses der Saison mit Kräuterdip – den Dip in einen extra Behälter geben, dann macht es besonders viel Spaß
- bunter Obstsalat mit Früchten der Saison
- Topfencreme (Quark) mit frischen Beeren
- belegtes Vollkornbrot mit knackigem Gemüse
- den Brotbelag variieren, sonst wird es langweilig (Topfenaufstrich, Ei-Aufstrich, Käse oder lustig geschnitzte Rennautokarotten verleihen der Jause Abwechslung und Spaß)
- Vollkornbrot mit Frischkäse mit einer Scheibe magerem Käse und bunten Paprikastreifen oder Tomatenscheiben mit Schnittlauch
- Vollkornbrot mit Sojaaufstrich und Cocktailtomaten
- Vollkornbrot mit Hüttenkäse, Radieschen, Gurke und Kresse
- Vollkornsandwiches (wechseln Sie zwischen den Brotsorten und Brötchen immer ab, sonst wird es langweilig)
- Vollkornbrot mit Mozzarella, Tomaten und frischem Basilikum
- Vollkornbrot mit viel Topfen (mindestens fingerdick) und Marmelade ohne Zucker (oder frische Früchte darauf verteilen)
- Naturjoghurt mit frischem Obst und Nüssen
- Naturjoghurt mit püriertem Obst

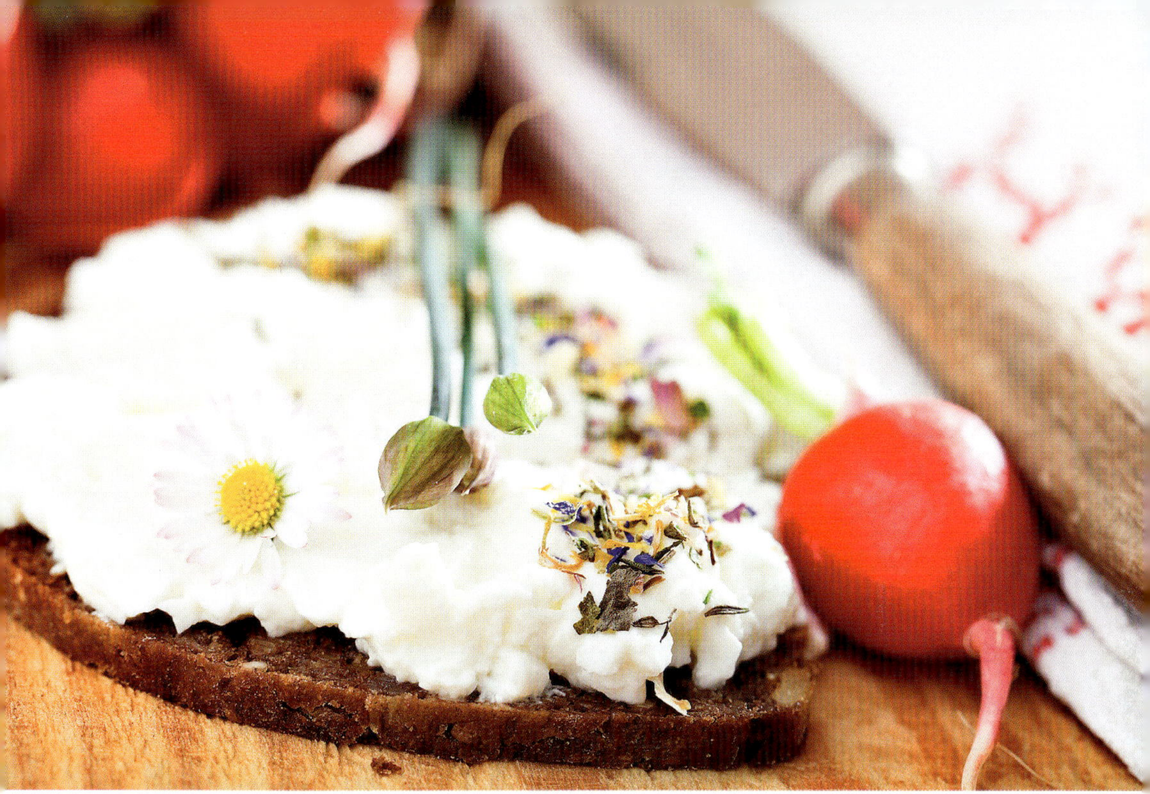

- Obstspieße
- Gemüsespieße
- selbstgemachtes Müsli
- selbstgemachtes Knäckebrot
- Müslimischungen aus Sesam, Kernen, Samen
- Frischkornbrei
- Rohkostplatte
- Rohkostsalate
- Trockenobst
- Vollkornbrot mit magerem Schinken
- Brote mit Käse
- Brötchen mit Topfenaufstrich
- selbstgemachte Müsliriegel
- Buttermilch mit frischen Früchten

Die Jause kann man gut neben dem Frühstück vorbereiten.
Aufstriche (siehe Rezeptteil) lassen sich ganz einfach herstellen und sind frei von Aromen und sonstigen Zusatzstoffen. Die Reste können dann auch gut für den nächsten Tag aufgehoben oder zum Abendessen verspeist werden.

Damit das volle Jausenpaket nicht unberührt zurückkommt und es immer interessant bleibt, könnten Sie es mit etwas Interessantem dekorieren, z. B. mit einer nett gezeichneten Botschaft oder einem aus getrockneter Marille ausgestochenen Fruchtherz. Ein belegtes Brot kann auch mit einer großen **Sternausstechform** ausgestochen werden oder einfach in unterschiedliche Formen geschnitten werden wie z. B. Dreieck, Rechteck oder in mehrere kleine Quadrate. Sie können natürlich auch einmal eine Überraschung verstecken, wie z. B. ein Gummibärchen am Obstspieß. Die Jausendose kann auch einmal **als Geschenk verpackt** oder mit einer **Schleife** dekoriert werden.
Ein Paprika, in den ein Muster eingeschnitzt ist, regt besonders zum sofortigen Verzehr an. Oder auch ein besonders kunstvoll geschnitzter Apfel oder Gurken, die mit wenigen Messerschnitzen in Krokodile verwandelt wurden, finden besonders viel Anklang.
Manche Kinder lieben Überraschungen, wenn sie die Jausenbox öffnen, andere möchten lieber wissen, was sie heute erwartet. Einige Kinder möchten ganz einfach bei den Vorbereitungen der eigenen Jause mit dabei sein oder sogar aktiv mitwirken, um sie dann im Kindergarten beim Jausentisch präsentieren zu dürfen.
Ganz wichtig ist, dass die Jause so transportiert werden kann, dass sie nach der Ankunft im Kindergarten noch gut und appetitlich aussieht. Obst und Gemüse sollte vom Brot getrennt werden, da sonst das Brot aufweicht. Wer sein Müsli nicht matschig mag, sollte Müsli und Joghurt/Milch getrennt transportieren.

Dahinter steckt natürlich nicht nur Arbeit, die übrigens schon am Vorabend erledigt werden kann, sondern auch sehr viel Liebe und Aufmerksamkeit, und damit zeigen Sie auch Ihrem Kind, wie wichtig es seinen Eltern ist.

Als ich ein Schulkind war, liebte ich die Brote meiner Mama. Die Alufolie war zwar nicht sehr repräsentativ, aber ich wusste, dass darin sehr viel Liebe und Geborgenheit steckte. Und wenn ich daran zurückdenke, spüre ich das jetzt noch.

Mittagessen

Einige Kinder brauchen nach dem Kindergartentag oder nach einem Spielplatzbesuch etwas Zeit und können sich nicht gleich zum Mittagstisch setzen – geben Sie Ihrem Kind **eine kleine Verschnaufpause,** um „runterzukommen".

Jede einzelne Mahlzeit, die frisch zubereitet ist und aus frischen, hochwertigen Produkten besteht, hilft nicht nur der jetzigen kindlichen Entwicklung, sondern ist auch langfristig eine Investition in die Zukunft. Denn das Kind schult seinen Geschmack, trainiert seine Sinne, schützt so seine Gesundheit auch noch im Erwachsenenalter und lernt den Wert einer qualitativen Mahlzeit zu schätzen.

Viele Kinder nehmen das Mittagessen im Kindergarten ein, wo es vielerorts vielleicht keine nährstoffreiche Mahlzeit gibt. Bieten Sie deshalb zu Hause unbedingt ein Frühstück und ein Abendessen an, das vor Nährstoffen nur so strotzt, oder packen sie eine Vormittagsjause ein. Denn nährstoffreiche Speisen können fehlende Nährstoffe ergänzen.

Nachmittagsjause

Die Nachmittagsjause fängt kleine Leistungstiefs am Nachmittag auf und der Heißhunger wird gebannt.
Achten Sie darauf, wie die Zwischenmahlzeiten aussehen – ob sie aus Kuchen und Keksen bestehen oder ob herzhaftes Obst und Gemüse vertilgt wird. Es ist auch von Bedeutung, wie lange die Pausen zwischen den Mahlzeiten sind. Vielleicht folgen die Mahlzeiten zu knapp aufeinander und für das gekochte Abendessen bleibt dann wenig Appetit.

Abendessen

Es hat sich nicht nur der Zeitpunkt der Mahlzeiten verändert, sondern auch was gegessen wird. Viele Eltern sind vom harten Arbeitstag erschöpft und haben verständlicherweise wenig Zeit und auch wenig Lust sich nach der Arbeit in die Küche zu stellen. Jede Familie muss daher ihr eigenes Konzept finden und gemeinsam entwickeln, denn die Ernährung muss in den Alltag und in die Familie passen und ist daher sehr individuell.

Natürlich gibt es Tage, wo es sehr schnell gehen muss, und eine Tiefkühlpizza muss her! Mit einem Blick auf die Zutatenliste kann man eine vorteilhafte Pizza aussuchen, zu Hause dann mit frischem Gemüse (besonders viele Tomatenscheiben schmecken sehr gut) aufpeppen und mit frischem Salat servieren.
Es gibt aber auch eine Reihe von Gerichten, die sehr schnell zubereitet werden können, wie z. B. Couscous und Hirse.

Ideen für ein schnelles Abendessen:

- Gemüse im Backrohr mit Fisch und Huhn
- Quinoasalat
- Eierspeise (Rührei) mit Feldsalat
- überbackene Brote
- Polentastangerl (Maisstangen) mit Salat
- gebackene Kürbismonde
- Kartoffeln mit Topfen (Quark)
- Pizzaböden aus Vollkornmehl mit frischem Gemüse belegen, wenn es einmal besonders schnell gehen muss
- Ofenkartoffeln mit einer Kräuter-Joghurt-Sauce
- Gemüse aus der Tiefkühltruhe lässt sich schnell pürieren und zu Suppen verarbeiten

Seien Sie nicht enttäuscht, wenn Ihr Kind das mit Liebe zubereitete Essen verweigert, weil es ihm nicht schmeckt. So etwas passiert in jeder Familie und auf keinen Fall sollten Sie es persönlich nehmen. Trotz allem wird es Ihr Kind merken, wenn in dem Gericht Liebe steckt.
Nehmen Sie sich also zu Beginn nicht viel vor, sondern lassen Sie sich und auch Ihrem Kind Zeit, sich an neue Lebensmittel und neue Geschmäcker zu gewöhnen. Vielleicht schmeckt es ja besser, wenn Sie gemeinsam in der Küche arbeiten.

Vorbereiten mit Köpfchen

Machen Sie einen Plan für die Woche – und Sie werden sehen: einige Gerichte lassen sich sehr schnell zubereiten. Stellen Sie einen Speiseplan zusammen – es

wird zu Beginn viel Zeit in Anspruch nehmen, aber Sie werden in diese Tätigkeit hineinwachsen und es wird Ihnen immer flotter von der Hand gehen.
Wenn Sie etwas sattelfest in Ihrem Wochenspeiseplan geworden sind, dann beziehen Sie schön langsam Ihre Familie mit ein.
Lassen Sie jedes Familienmitglied einen Wunsch äußern, somit bekommt jeder in der Woche sein Lieblingsessen und so wird auch Neues eher akzeptiert. Kompromisse werden geschlossen und Kindern lernen, damit umzugehen.
Sie können dann die Lieblingsspeise mit einem frischen Salat aufpeppen oder zu einer Süßspeise ein ungezuckertes Apfelmus oder Kompott anbieten. Obst und Gemüse sollten nicht fehlen.

Es ist zu Beginn sicher nicht einfach, eine Woche so detailliert zu planen, aber Sie werden sehen, es lohnt sich, es bedarf nur etwas Übung und mit einigen Tipps und Tricks werden Sie es schnell in den Griff bekommen:

Bei einigen Rezepten können Sie gleich die doppelte Menge kochen und somit das Essen für den nächsten Tag mit vorbereiten.
Zum Beispiel:
- Ein großer Teil des Quinoa kann für das nächste Frühstück nebenbei auf der Herdplatte vorbereitet werden.
- Die Reste des Quinoasalates vom Vorabend können als Jause mitgegeben werden oder sind auch fürs Büro ideal.
- Auch ein zusätzlich zubereitetes Hühnerfilet kann am nächsten Tag toll in ein amerikanisches Sandwich „verpackt" werden.
- Kochen Sie am Abend, dann kochen Sie für den nächsten Tag gleich mit, z. B. etwas mehr Fleisch anbraten und am nächsten Tag auf einen Salat geben. Auch eine doppelte Menge Quinoa, Nudeln oder Couscous kann am nächsten Tag schnell zum Salat fürs Mittagessen werden. Zaubern Sie aus Reis am nächsten Tag eine herzhafte Reispfanne oder einen Reissalat. Neutral gekochter, leicht gesalzener Reis eignet sich auch für einen Milchreis oder einen überbackenen Reisauflauf. Kartoffeln kann man auch einen Tag lang im Kühlschrank aufbewahren und am nächsten Tag angeröstet unter den Salat geben oder ein Kartoffelgratin mit hartgekochten Eiern und magerem Putenschinken im Ofen überbacken.

- Aus einem übriggebliebenen Kartoffelpüree kann man einen wunderbaren Aufstrich für den nächsten Tag zaubern. Geben Sie einfach ein bisschen Topfen dazu und würzen Sie es nach Belieben. Es schmeckt wunderbar auf einem Brot.

Weitere Tipps zum Kochen mit Plan:

- Salatsoßen für zwei Tage zubereiten und in den Kühlschrank stellen.
- Brot in Scheiben schneiden, einfrieren und bei Bedarf im Toaster auftauen. So ist immer frisches Vollkornbrot zu Hause.
- Haben Sie immer genügend Vorräte zu Hause, können Sie immer etwas Leckeres zaubern.
- Es muss auch nicht immer frisches Gemüse sein. In der kalten Jahreszeit oder wenn es mal ganz schnell gehen muss, kann es auch Gemüse aus der Tiefkühltruhe sein. Da es schockgefroren ist, enthält es noch viele wichtige Inhaltsstoffe.
- Bereiten Sie die doppelte Portion zu und frieren Sie portionsweise ein.
- Ich habe auch eine bewundernswerte Kollegin, die schon sehr zeitig in der Früh aufsteht und für ihre Familie das Abendessen zubereitet. Das macht sie, bevor sie in die Arbeit geht, und am Abend muss das Essen dann nur mehr aufgewärmt werden.
- Eine andere Kollegin nutzt den Samstag für Vorbereitungen, wie z. B. verschiedene Gerichte vorzukochen bzw. das Nötigste vorzubereiten, wie auch Durchblättern von Kochbüchern und Zusammenstellen von Rezepten.
- Selbstgemachte Pizza kann man einfrieren oder einfach am nächsten Tag kalt essen.

KINDERGARTEN UND ESSEN

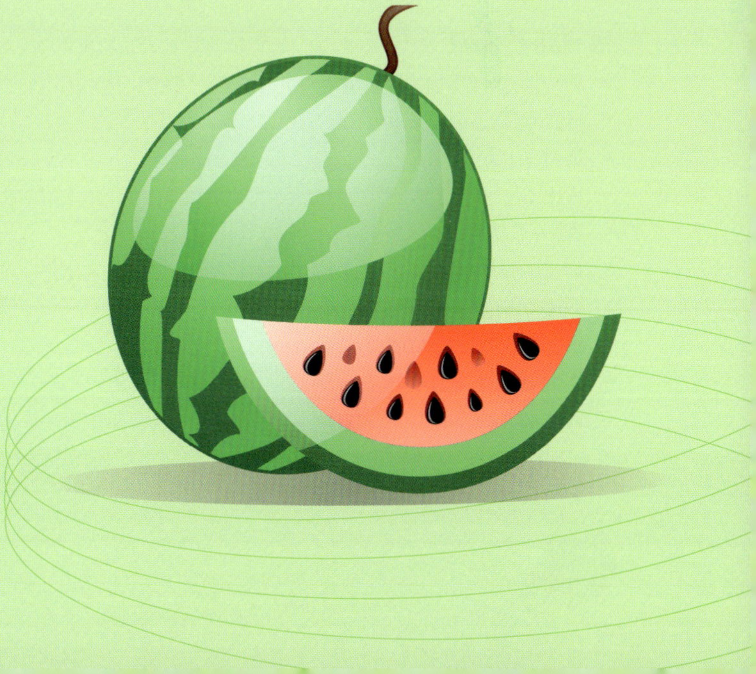

KINDERGARTEN UND ESSEN

Was sollten Sie bezüglich des Essens beachten bzw. was sollten Sie erfragen, wenn Sie für Ihr Kind einen Kindergartenplatz wählen? Informieren Sie sich schon beim Erstgespräch im Kindergarten, welche Mahlzeiten angeboten werden und was die Jause beinhaltet. So zeigen Sie auch großes Interesse an der Ernährung Ihres Kindes.

Jause:

- Bietet der Kindergarten eine Jausenverpflegung (Vormittag und Nachmittag)?
- Wie sieht die Jause aus? Wird täglich Obst und Gemüse angeboten?
- Wie oft gibt es Süßigkeiten?
- Steht eine Obstschüssel in der zukünftigen Gruppe Ihres Kindes? Haben die Kinder immer Zugang dazu?
- Was bekommen die Kinder zu trinken?
- Mit welchen Süßungsmitteln wird gesüßt?
- Besitzt der Kindergarten ein Gemüsebeet, wo die Kinder selber anpflanzen dürfen?
- Wird Obst und Gemüse täglich angeboten?

Mittagessen:

- Wird frisch gekocht oder ist das Essen tiefgekühlt und wird aufgetaut?
- Haben Sie Zugang zum Speiseplan?
- Wer kocht?
- Wie oft in der Woche gibt es Fleisch, Fisch und süße Hauptspeisen?
- Wird zur Hauptspeise ein Salat angeboten?
- Welche Marinade gibt es dazu? Welches Öl wird verwendet?
- Wie oft gibt es Frittiertes?
- Welches Brot wird angeboten?
- Woher kommt das Essen?
- Wie lange wird es warm gehalten? – 30 Minuten wären ideal, um einen Nährstoffverlust zu vermeiden.

- Wird das jahreszeitliche Gemüseangebot berücksichtigt?
- In welchem Zeitrahmen wiederholen sich die Menüs?
- Gibt es einen abwechslungsreichen Speiseplan?

Trinken:

- Was gibt es zu trinken?
- Stehen Getränke den Kindern immer zur Verfügung?

Mahlzeiten im Kindergarten

Der Kindergarten übernimmt einen wichtigen Teil in der Ernährungserziehung und dabei eine große Verantwortung, wenn es um die Ernährung der Kinder geht. Das Essen im Kindergarten kann Einfluss auf das Essverhalten des Kindes haben. Es ist wichtig, dass Sie als Elternteil großes Interesse und Engagement zeigen.

Im Kindergarten wird die Ernährungserziehung an die Entwicklungsstufe des Kindes angepasst und es finden die Mahlzeiten in einer kindgerechten Atmosphäre statt.
Jeder Kindergarten arbeitet nach seinem eigenen pädagogischen Konzept. Jede Kindergartengruppe hat bei den Mahlzeiten ihre eigenen Regeln und Rituale, um Kindern eine Orientierungshilfe zu geben und Mahlzeiten so angenehm wie möglich zu gestalten.
Die gemeinsamen Mahlzeiten im Kindergarten haben einen eigenen Stil und eine andere Atmosphäre als zu Hause. Manche Kinder kommen am Beginn mit der neuen Situation nicht leicht zurecht – doch nach einiger Zeit wachsen sie hinein und werden in den Abläufen immer sicherer. Je unsicherer die Kinder sind, desto bedeutender ist es, dass sie die Abläufe kennen und wissen, was auf sie zukommt.

Gemeinsame Mahlzeiten, die mit emotionalen Erfahrungen verbunden werden, fördern die soziale Kompetenz und können sich somit auch auf das Essverhalten auswirken.
Kinder zeigen oft im Kindergarten ganz andere Essvorlieben als zu Hause. Die Eltern sind auch sehr oft erstaunt, wenn ich erzähle, dass ihr Kind heute Salat gegessen hat – in großer Gesellschaft ist manchmal alles ganz anders. Größere Tischgesellschaften haben auch den Vorteil, dass sie den Appetit fördern. Auch die Gruppendynamik kann viele Kinder davon überzeugen, doch einmal vom Karfiol zu kosten.

Die Mahlzeiten teilen nicht nur zu Hause den Tag ein, sondern auch im Kindergarten. Sie sind für den täglichen Ablauf wichtig und die Kinder orientieren sich daran. Ich werde manchmal am späten Nachmittag gefragt, ob wir heute schon zu Mittag gegessen haben. Wenn ich dann mit „Ja“ antworte, dann weiß das Kind, dass bereits Nachmittag ist und es bald abgeholt wird.
Bedenken Sie auch, dass für Kindergartenkinder ein Tag viel länger dauert als für uns Erwachsene.

Kinder werden im Kindergarten sehr stark in die Vorbereitungen der gemeinsamen Mahlzeiten mit einbezogen, wie z. B. beim Tischdecken oder Abwischen.
Kinder beobachten andere Kinder und ahmen sie nach, mehr noch als einen Erwachsenen. Die Tätigkeit wird genauer und mit mehr Aufmerksamkeit beobachtet. Kindern lernen also von Kindern und helfen einander, wie z. B. beim Wassereinschenken.

Verantwortung

Ich finde es sehr wichtig, dass Kinder ein Verantwortungsgefühl gegenüber dem eigenen Essverhalten und der Lebensmittelauswahl entwickeln und auch trainieren.

Als ich einmal im Kindergarten Schokolade angeboten habe und ich Paul die Tafel hingehalten habe, damit er sich auch ein Stück nehmen kann, hat er sofort gerufen: „Nein, ich will einen Apfel!“. Es saßen also 20 schokoladeessende Kinder im Gruppenraum und Paul mit seinem Apfel. Dieses Bild wird mir noch lange in Erinnerung bleiben und ich bewundere Paul sehr dafür. Er hat hier große Verantwortung für sein Essverhalten übernommen, worauf er sehr stolz sein kann.

EINKAUFEN

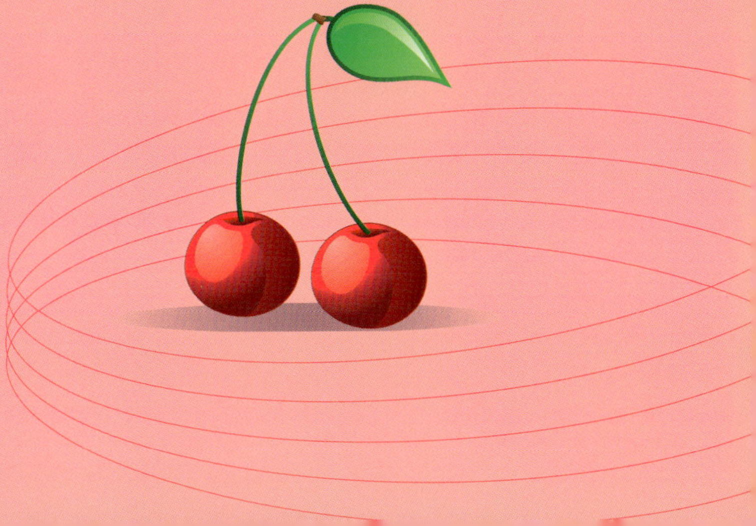

EINKAUFEN

Kindern kann man schon früh vermitteln, warum man zu bestimmten Lebensmitteln greift und warum man andere liegen lässt. Erklären Sie Ihrem Kind die feinen Unterschiede und lassen Sie es tasten, riechen und genau betrachten. Erklären Sie den Unterschied zwischen Tomaten, die aus der Region kommen, und der Tomate, die im Flugzeug erst gereift ist. Machen Sie Ihrem Kind bewusst, warum Sie einen einheimischen Apfel wählen und nicht einen Apfel, der eine weite Reise hinter sich hat und dadurch viele Vitamine und auch an Geschmack verloren hat. Betrachten Sie die verschiedenen Apfelsorten mit den unterschiedlichen Formen und Farben und beratschlagen Sie, welche Sie heute mitnehmen werden.

Tipps und Tricks:

- Gehen Sie nicht ohne Einkaufszettel einkaufen, so können Sie im Supermarkt Zeit und auch Geld sparen.
- Eine Einkaufsliste hat den Vorteil, dass Sie nur die Dinge kaufen, die auf der Liste stehen, das Einkaufen wird billiger und nimmt nicht sehr viel Zeit in Anspruch – und die „unnötigen" Sachen, die Sie spontan zu einem Kauf verlocken, bleiben in den Regalen. Wenn ich meinen Einkaufszettel vergessen habe oder keinen geschrieben habe, laufe ich im Supermarkt hin und her, verwerfe ständig meinen Menüplan und hoffe, dass mir eine plötzliche Erleuchtung kommt, was ich kochen werde.
- Gehen Sie nicht hungrig einkaufen und auf keinen Fall, wenn Ihr Kind hungrig ist. Der Hunger macht große Augen, man hat Lust auf alles und kauft unkontrolliert ein.
- Kaufen Sie sehr ungern ein, dann nehmen Sie nur bei kleinen Einkäufen Ihr Kind mit und erledigen Sie die Großeinkäufe alleine im Schnelldurchlauf. Wählen Sie einen Laden Ihres Vertrauens aus. Ich kaufe gerne in Geschäften ein, wo ich frische und qualitativ hochwertige Nahrungsmittel bekomme und merke, dass nicht großartige Werbung bzw. Marketing betrieben wird, sondern einfach die Kunden geschätzt werden.

- Wählen Sie eine Zeit, zu der die Geschäfte noch leer sind, dann können Sie sich mehr auf Ihr Kind konzentrieren, anstatt darauf zu achten, wie Sie mit Ihrem Einkaufswagen die Menschenmenge meistern.
- Es ist wichtig, kritisch zu sein – seien Sie auch im Supermarkt lästig und fragen Sie, warum es kein Obst aus Österreich gibt.
- Der Supermarkt orientiert sich am Konsumenten. Sie können auch beim nächsten Einkauf erneut die gleiche Frage stellen und vielleicht hat sich das Angebot sogar geändert – denn Sie als Kunde haben einen großen Einfluss darauf.
- Stellen Sie dem Verkäufer Fragen. Wo kommt das Produkt her? Wurde das Tier artgerecht behandelt? Sind Zusatzstoffe enthalten, wie z. B. Geschmacksverstärker? So regen Sie den Verkäufer zum Nachdenken und auch zum Nachfragen in der jeweiligen Abteilung an. Vielleicht kann er Ihnen beim nächsten Mal dann auch mehr Auskunft darüber geben.
- Wählen Sie natürliche Produkte aus. Je naturbelassener das Nahrungsmittel ist, desto gesünder ist es.
- Bedenken Sie: was Sie nicht einkaufen, kann nicht gegessen werden und nicht in der Küche entdeckt werden. Dieses Nahrungsmittel kann dann auch nicht locken.
- **Großpackungen** sind nicht immer so gut, wie sie versprechen, und auch nicht unbedingt günstiger. Die einzelnen Schokotafeln werden manchmal über einem gewissen Zeitraum in überdimensionalen Größen angeboten. Aber große Portionen zu kleinen Preisen sind nicht immer ein Schnäppchen, sondern meist handelt es sich um qualitativ schlechte Inhaltsstoffe!
- Überlegen Sie, ob Ihre Familie wirklich die riesige Tafel Schokolade braucht.
- Gehen Sie sehr ungern einkaufen und haben Sie sehr wenig Zeit dafür, dann nutzen Sie die **Biokisten,** die ins Haus geliefert werden. Diese Kisten werden von Bio-Bauern mit Obst und Gemüse aus der Region und saisonabhängig gefüllt. Viele bieten auch Brot, Milchprodukte, Käse und vieles mehr an. Es gibt auch unterschiedliche Kisten, die Sie sich aussuchen können. In einer „Büro-Kiste“ finden Sie z. B. alles, was Sie einfach in Ihre Tasche packen können und im Büro verspeisen können. Von Wochenkisten bis zu Mutter-Kind-Kisten findet man alles Mögliche bei unterschiedlichen Anbietern.

Achten Sie auf das Etikett – vergessen Sie die Lupe nicht!

Lesen Sie die Etiketten, bevor Sie das Produkt in Ihren Einkaufswagen legen. Das nimmt zuerst sehr viel Zeit in Anspruch, aber nach einer Weile werden Sie „Ihre" Produkte erkennen. Ein schneller Blick auf das Ende der Zutatenliste reicht manchmal schon aus – je mehr E-Stoffe dort stehen, umso schneller legen Sie das Produkt ins Regal zurück.

Die Zutatenliste ist in klitzekleiner Schrift gedruckt – doch das Kleingedruckte ist eine der wichtigsten Informationen. Leider kann man allerdings auch dort nicht ersehen, woher die Rohware kommt.
Lesen Sie beim Einkaufen mit Ihrem Kind gemeinsam die Etiketten, machen Sie es darauf aufmerksam, dass das Kleingedruckte im Leben immer von Bedeutung ist. Erklären Sie ihm auch, warum Sie dieses Produkt wählen oder warum Sie es wieder ins Regal zurücklegen.

Auf dem Etikett sind auch sehr oft **Portionsgrößen** angegeben. Bei Cornflakes ist die Portionsgröße oft viel zu klein und in 30 g angegeben. Um den Hunger zu stillen, muss ein Kind oft die doppelte Menge essen.

Auf dem Etikett sind auch die **Nährwerte** angegeben – allerdings von Produkt zu Produkt in unterschiedlichen Gramm-Angaben. Vergleichen Sie die Nährwerte und auch die Gramm-Angaben, denn somit können Sie sich die fettärmere Pizza aussuchen.

„Light" heißt nicht immer, dass ein Produkt fett- und kalorienreduziert ist – es kann z. B. auch für „koffeinarm" oder „weniger gesalzen" stehen.
Schenken Sie den Light-Produkten gar nicht so viel Beachtung, sondern spezialisieren Sie sich lieber auf die fünf Portionen Obst und Gemüse täglich.

Einkaufen mit Kindern

Verbinden Sie Einkaufen nicht nur mit Stress und mit einem „Muss", sondern gönnen Sie sich auch Vorfreude und gemeinsame Zeit mit Ihrem Kind.

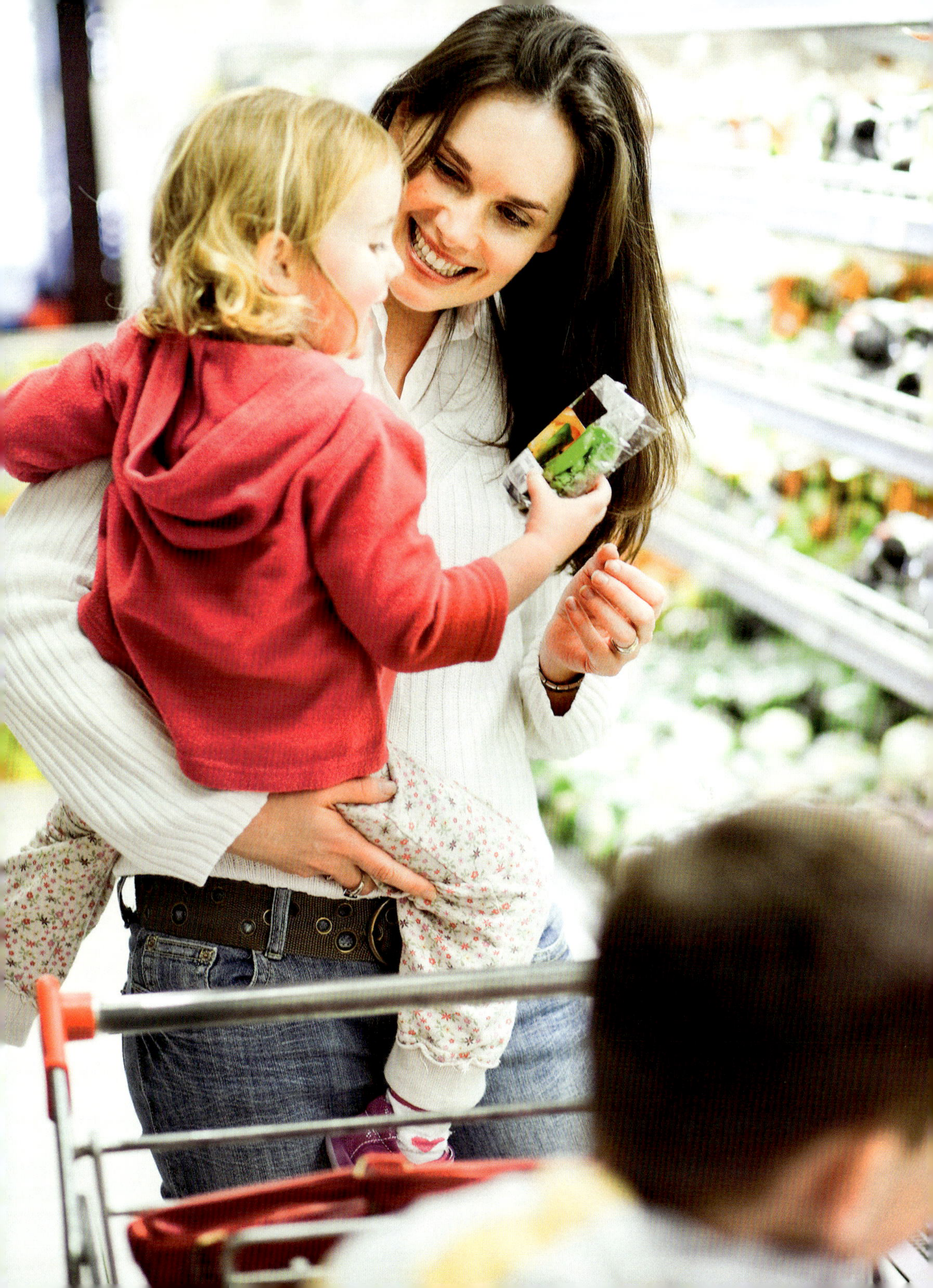

Ihr Kind kann beim gemeinsamen Einkaufen sehr viel lernen und auch sehr gut mithelfen und kleine Aufgaben erledigen:

- Beim Einkaufszettelschreiben können Sie Ihr Kind mit einbeziehen. Fragen Sie es nach seiner Meinung, was Sie diese Woche wohl brauchen, oder zeichnen Sie gemeinsam einen Einkaufszettel.
- Ihr Kind kann mit seinem selbstgemalten Einkaufszettel in der richtigen Regalreihe nach dem Produkt suchen.
- Lassen Sie Ihr Kind die richtige „Obsttaste“ drücken.
- Lassen Sie Ihr Kind bei der Auswahl von Produkten wie grüne oder gelbe Paprika teilhaben.
- Lassen Sie Ihr Kind frische Aprikosen aussuchen, durch Riechen und Fühlen kann es feststellen, ob sie schon reif sind.
- Fragen Sie Ihr Kind nach seiner Meinung und beratschlagen Sie sich gemeinsam.
- Beziehen Sie die Sinne mit ein: schnuppern Sie gemeinsam an Kräutern, fühlen Sie das reife Obst, erklären Sie Ihrem Kind, woran man reife Aprikosen erkennt.

Binden Sie also Ihr Kind ins Einkaufen ein. Wenn Kinder merken, dass ihre Meinung zählt und sie ernst genommen werden, dann sind sie auch mit Begeisterung bei der Zubereitung der eingekauften Zutaten dabei.

Fertiggerichte

Fertiggerichte haben den Vorteil, dass sie einfach und billig sind und nicht viel Zeit beanspruchen – sie bergen aber viele ernährungsphysiologische Nachteile in sich. Machen Sie Fertiggerichte wirklich satt? Fühlen Sie sich zufrieden und wohl danach? Oder denken Sie nach der Mahlzeit weiter ans Essen und überlegen Sie, was Sie noch in der Küche finden könnten?

Nachteile von Fertiggerichten

- Wachsen Kinder mit Fertigprodukten auf, gewöhnen sie sich an den immer gleichen Geschmack, der nur durch Zusatzstoffe erreicht werden kann. Geruchs- und Geschmackssinn werden außerdem in eine „bestimmte Richtung“ trainiert.

- Fertiggerichte schmecken immer gleich und man weiß schon im Vorhinein, wie – die erste Pizza schmeckt genauso wie die zwanzigste, während selbstgekochte Gerichte immer unterschiedlich sind: mal schmeckt es ausgezeichnet und mal ist es weniger gelungen – und jedes Mal ist man um eine Geschmackserfahrung reicher.
- Kinder gewöhnen sich an den salzigen und künstlichen Geschmack des Fertiggerichts, wie auch an die künstlich hergestellten Zusatzstoffe, und der Geschmacksinn kann sehr darunter leiden.
- Viele Fertiggerichte, wie z.B. süße Gerichte, lassen sich ohne Kauen schnell hinunterschlucken und man hat das Gefühl, dass man überhaupt nichts gegessen hat.
- Je mehr ein Lebensmittel verändert wurde, desto mehr wurden die Nährstoffe entzogen und desto mehr muss die Chemie mit Geschmack und Farbe nachhelfen.
- Auch die Haltbarkeit wird mit der Chemie unterstützt, wie z.B. die Fleischstücke aus der Dose, die über Jahre hinweg haltbar sind.

An manchen Tagen ist aber aus Zeitnot ein Griff in die Tiefkühltruhe unumgänglich. Hier einige Tipps, um ein geeignetes Produkt zu finden:

- Vergessen Sie auf keinen Fall den Blick auf die Zutatenliste. Wählen Sie die Fertigpizza mit den wenigsten E-Nummern und dem geringsten Fettgehalt (Beispiel: eine Pizza mit Gemüse hat weniger Fett als eine Salami-Pizza). Peppen Sie die Pizza zu Hause mit frischem Gemüse auf, wie z.B. Tomaten, Champignons oder Paprikastreifen, und servieren Sie frische Beilagen dazu, z.B. einen knackigen Salat.
- Aus einer Dose Tomaten kann man schon so einiges zubereiten. Wählen sie jene, denen keine Aromen zugesetzt sind, und würzen Sie sie mit unterschiedlichen Kräutern und Gewürzen selbst. Über Spaghetti oder Linguini mit einem großen Salat hat man in kurzer Zeit ein schnelles Gericht gezaubert, das große Vorteile gegenüber den Tüten-Spaghetti aus der Industrie bringt.
- In Fertiggerichten ist meist sehr viel Salz enthalten. Salzen Sie daher, wenn überhaupt, nur sehr wenig nach.

- Gemüse kann man in tiefgefrorener Form mit Sauce kaufen. Greifen Sie zur „Ohne-Alles-Variante“, so können Sie den Fettgehalt selber bestimmen und eine Mahlzeit ohne künstliches Aroma zubereiten.

Vergleichen Sie gemeinsam mit Ihrem Kind einen selbstgemachten Kuchen mit einem gekauften Kuchen, der über Monate lang haltbar ist. Welcher schmeckt Ihnen und Ihrem Kind besser?

Bio

Viele Lebensmittel sind mit Chemikalien belastet, was man in unserer heutigen Zeit kaum mehr vermeiden kann. Kinder sind im Wachstum und können all diese schädlichen Substanzen in den Körper einbauen, deshalb ist es sehr wichtig, zu qualitativ hochwertigen Produkten zu greifen.
Viele Lebensmittel sind nicht nur mit einem Spritzmittel behandelt, sondern mit mehreren – es kann also ein richtiger „Spritzmittel-Cocktail“ zustande kommen.

Hier einige Vorteile von Lebensmitteln aus biologischer Herkunft:

- keine Gentechnik
- keine Kunstdünger, Pestizide und Bestrahlungen
- artgerechte Tierhaltung (keine präventiven Antibiotika, mehr Auslauf, hofeigenes Futter)
- die Pestizid-Belastung ist geringer
- Lebensmittel sind genau geprüft; die Bestimmungen der EU-Bio-Verordnung müssen eingehalten werden
- die Belastung der Böden ist geringer
- keine synthetischen Dünger oder chemische Spritzmittel
- Die Natur wird dadurch weniger belastet. Denken Sie daran, dass ein gesunder Boden die Basis für gesunde Pflanzen ist, und nur gesunde Pflanzen bieten dem Menschen Gesundheit.
- Bio-Landbau verursacht nur halb so viel CO_2 wie der konventionelle Pflanzenbau

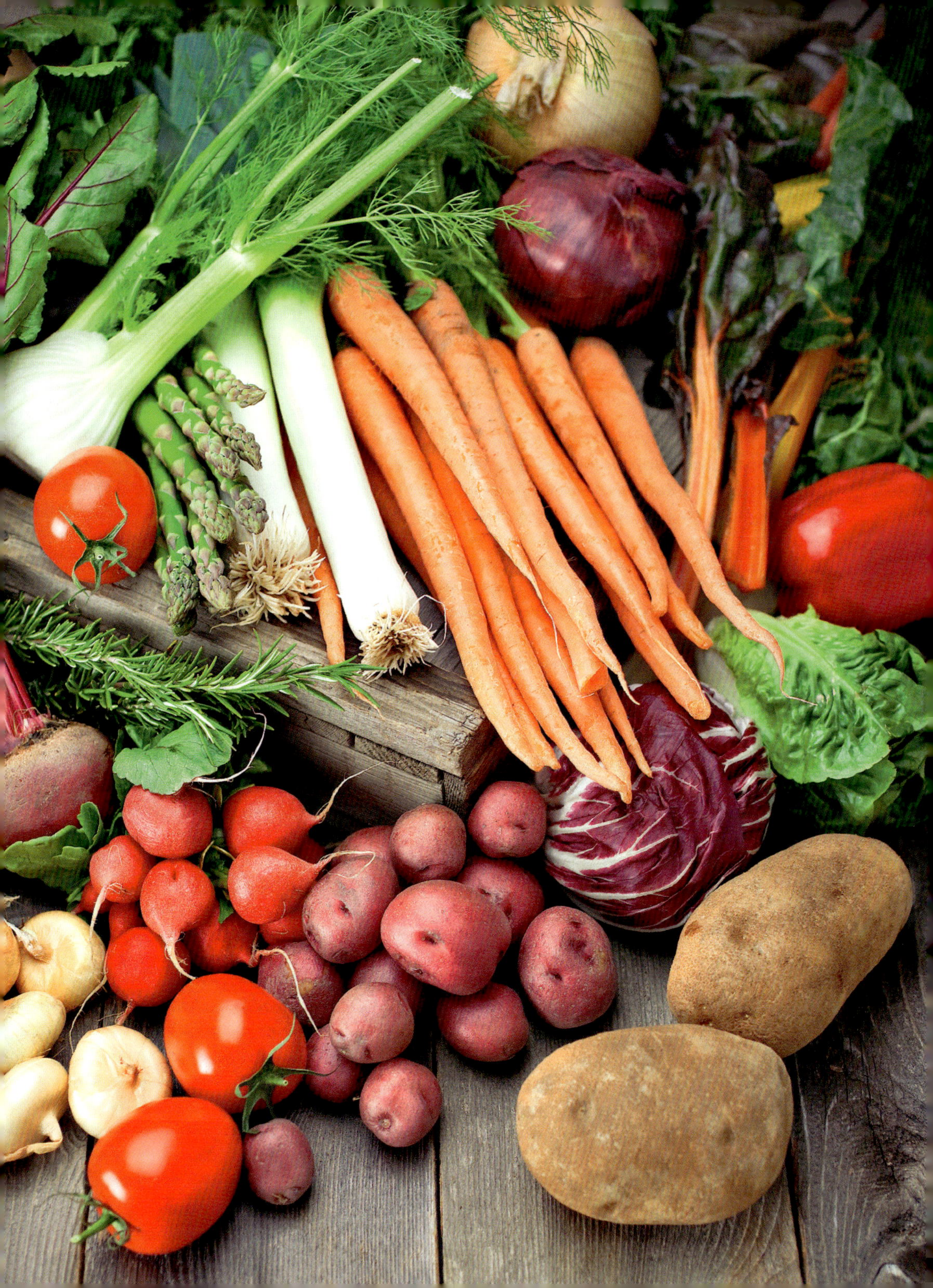

Besuch eines Bio-Bauernhofes

Denken wir an einen Bauernhof, sehen wir oft glückliche Kühe auf der Weide, Schweine, die sich im Schlamm suhlen, pickende Hühner im Hof, den Hofhund faul in der Sonne liegen und Bauern und Bäuerin glücklich vor dem Haus sitzen.
Das Leben am Bauernhof entspricht allerdings nur sehr selten diesen Vorstellungen. Ein Bauernhof ist mit harter Arbeit verbunden – dies soll den Kindern auch vermittelt werden, denn dadurch wissen sie auch das Produkt zu schätzen. Am besten schafft man dies mit einem Bauernhofbesuch.
Besonders für Kinder aus der Stadt ist ein Besuch auf dem Bio-Bauernhof eine große Bereicherung und ein prägendes Erlebnis. Sie können Tiere und Pflanzen betrachten, die Arbeit des Bauern verfolgen, Wachstum und Ernte erleben, altes Kräuterwissen erfahren, Tiere streicheln und artgerechte Tierhaltung hautnah erleben.

Bioprodukte

Aus biologisch angebautem Obst und Gemüse werden Rückstände aus Pflanzenschutzmitteln in geringer Menge bis gar nicht nachgewiesen. Wird allerdings doch einmal ein Rückstand gefunden, sorgt das für großes Aufsehen.

Fast jeder Supermarkt führt außerdem seine eigene „Bio-Linie“, meist mit Aufschriften wie „umweltverträglich“, „ohne Spritzmittel“, „schonender Anbau“ oder „cholesterinsenkend“. Diese Aufschriften bezeichnen aber kein Bio-Produkt.
Vertrauen Sie auf das österreichische Bio-Zeichen und suchen Sie es gemeinsam mit Ihrem Kind auf der Verpackung.

Vorsicht bei „Bio-Süßigkeiten“!
Bio-Produkte sparen nicht an Kalorien bzw. an Zucker. Es werden zwar kein weißer Haushaltszucker und auch keine Süßstoffe und Zuckeraustauschstoffe verwendet, dafür aber Rohrohzucker, der zwar immerhin geringe Nährstoffe liefert, mit dem aber nicht gespart wird.
In Bio-Produkten werden auch zur Herstellung keine Emulgatoren oder gehärteten Fette verwendet.

Preis

Es wäre kaum möglich, ein billiges Lebensmittel mit qualitativ hochwertigen Inhaltsstoffen anzureichern. Wenn ein Lebensmittel also sehr billig ist, dann kann es auch nur sehr billige Inhaltsstoffe besitzen. Auch der Arbeitsaufwand für Bio-Produkte ist um vieles höher, was auch den Preis erhöht.

Wenn ich im Supermarkt besonders günstige Eier sehe, frage ich mich, wie diese Hühner wohl leben müssen bzw. womit sie gefüttert werden, denn ein Ei ist so gesund, wie das Huhn ernährt wurde, und qualitativ hochwertiges Futter ist teuer. Bio-Eier haben ihren Preis. Ich weiß aber, den Hühnern geht es gut, und je ausgewogener das Huhn gefüttert wird, desto mehr Qualität hat das Ei!

Setzen Sie Prioritäten bei Bio-Produkten und konventionellen Produkten:

- Obst und Gemüse gut abschrubben – am besten mit einer Bürste.
- Manche Obst- und Gemüsesorten wie z. B. Erdbeeren oder Himbeeren kann man sehr schwer mit einer Bürste säubern. Hier wäre es ratsam zu Bio zu greifen.
- Generell nach dem Schälen von Mandarinen und Orangen die Hände waschen, damit die Spritzmittel nicht mitgegessen werden.
- Oft sammeln sich bei den Stieleinkerbungen die Spritzmittel an – einfach mit dem Messer großzügig wegschneiden.
- bei Trockenfrüchten zu der biologischen Variante greifen, da viele vor der Trocknung nicht gewaschen werden.

Fair Trade

Viele Bauern, besonders in Entwicklungsländern, werden um faire Preise gebracht. Mit dem Kauf von Fair-Trade-Produkten werden die Lebens- und Arbeitsbedingungen dieser Bauern verbessert:

- Bauern erhalten für ihre Arbeit faire und existenzsichernde Preise
- Bauern und ihre Familien haben die Möglichkeit, Schulen und Gesundheitszentren zu besuchen
- keine Ausbeutung von Menschen
- keine Kinderarbeit

Fair Trade heißt übersetzt „gerechter Handel“. Sie können also die Bauern in den Entwicklungsländern unterstützen und tragen somit einen kleinen Teil zur Verbesserung der Situation bei.
Es gibt hunderte von Fair-Trade-Produkten und davon ist über die Hälfte biologisch.

Machen Sie Ihre Kinder auf die Lebensbedingungen in den Entwicklungsländern aufmerksam – wie leben die Menschen dort? Wie wohnen sie? Gehen die Kinder zur Schule? Was essen sie? Wie sieht ihr Tagesablauf aus? Wie können wir diese Menschen unterstützen?
Setzen Sie sich gemeinsam mit Ihrem Kind mit dem fairen Handel auseinander und machen Sie dies zu einem Thema. Somit können Sie das Konsumverhalten verändern, die Toleranz gegenüber dem Fremden wecken und fördern und vor allem die eigene Wertschätzung näher bringen.

TIPP: *Bilderbuch: Das himmelblaue T-Shirt von Birgit Prader, Verlag: Annette Betz*

Der Geschmack

Ein Teil unserer Geschmacksvorlieben ist angeboren. Babys lieben Süßes, da auch die Muttermilch süß schmeckt. Der Geschmack reagiert also schon sehr früh darauf. Die Muttermilch ist unser erstes Geschmackserlebnis und wir verbinden den süßen Geschmack mit Geborgenheit und Sicherheit.
Werden Babys mit Bitterem konfrontiert, verziehen sie das Gesicht. Das ist auch ein natürlicher Instinkt, der in unserer Evolutionsgeschichte Sinn macht, denn er

half den Menschen beim Überleben in der Wildnis. Die süßen Nahrungsmittel waren für den Körper leicht verträglich, während saure und bittere häufig giftig waren. So wurde gelernt, welche Beeren genießbar waren und von welchen man besser die Finger ließ.
Der Geschmackssinn ist also unser Kontrollorgan und etwas Lebensnotwendiges. Er entscheidet, was gut, was verdorben, noch genießbar, ungesund oder giftig ist. Wenn dieser Sinn verkümmert, versagen seine Warnfunktionen und dies hat große Folgen für die Gesundheit.

Wir nehmen den Geschmack über die vielen Papillen auf der Zunge wahr. Die Geschmacksnerven von uns Erwachsenen sind schon etwas abgestumpft, wohingegen die von den Kindern noch sehr fein und sensibel sind. Für Kinder können z. B. zwei Nelken in einem Apfelmus der Auslöser sein, dass es ihnen nicht schmeckt. Manche Erwachsene nehmen diesen Beigeschmack gar nicht mehr war. Mit dem Alter nimmt auch die Zahl der Geschmacksknospen ab.

Geschmäcker sind unterschiedlich. Ich erinnere mich noch sehr gut, als die schwedischen Schwiegereltern meiner Tante zum ersten Mal zu Besuch kamen und zum Frühstück Butterbrot mit Käse und einem Klecks Marmelade aßen. Wir konnten diese Kombination kaum glauben und mir fiel das Zuschauen schon sehr schwer. Nach einigen Tagen probierte ich es aber selbst aus und war nach mehreren Bissen sehr überrascht, dass es doch miteinander harmoniert – auf irgendeine Art und Weise.

Gefühle und Geschmack

Gefühle werden durch Gerüche oder Geschmacksempfindungen ausgelöst. Ich erinnere mich noch gut, als ich als kleines Kind von etwa 4 Jahren am Esstisch saß und meiner Oma mit großen Augen beim Ausziehen des Strudelteiges zusah. Dieser Gedanke zaubert mir sogleich ein Lächeln ins Gesicht. Danach wurden die kleingeschnittenen Obststücke – die Obstsorte durfte ich mir immer aussuchen – und die restlichen Zutaten darauf verteilt und der Teig wurde dann faszinierend flink zu einem Strudel gerollt. Für mich ist es jetzt noch eine große Bereicherung, dabei gewesen zu sein. Bei jedem Apfelstrudel, den ich rieche, kommt mir diese wertvolle Kindheitserinnerung in den Sinn. Sie erzeugt nicht nur Freude, sondern auch ein Gefühl von Geborgenheit und Zufriedenheit.

Werden unsere Kinder auch eines Tages diese Gefühle, die durch Geruch und Geschmack ausgelöst werden, erleben und sie mit angenehmen wertvollen Emotionen verbinden? Es ist fraglich, ob dies durch das Aufreißen der Packung eines Fertigproduktes möglich ist.

Geschmackssinn heute

Die zahlreichen künstlichen Aromen und Geschmacksstoffe, die den Lebensmitteln zugesetzt werden, tragen dazu bei, dass sich Kinder an den künstlichen Geschmack gewöhnen und frische Lebensmittel oft als fremd und ungewöhnlich empfinden.
Bei den Menüs aus der Fabrik besteht die Gefahr, dass Kinder auf eine einheitliche Geschmacksrichtung – die der künstlichen Zusatzstoffe – geprägt werden. Dadurch lernen sie nur eine kleine Geschmacksvielfalt kennen und werden darauf fixiert. Der Körper wird durch die Chemie getäuscht, da er auf eine Erdbeere „vorbereitet“ wird, aber keine entsprechenden Nährstoffe mitgeliefert werden.
Wenn Kinder schon früh mit künstlichem Geschmack aufwachsen, dann werden sie schnell den Mangodrinks mit Mangoaroma und Süßstoff den Vorzug gegenüber echten nährstoffreichen Mangos geben.

Zusatzstoffe in den Nahrungsmitteln

Von großem Vorteil ist es, wenn Sie die Etiketten auf dem Verpackungsmaterial studieren. Manchmal reicht schon ein kurzer Blick. Meiden Sie gehärtete Fette, wie auch künstlich hergestellte Zusatzstoffe. Dazu zählen Farbstoffe, Geschmacksverstärker, Konservierungsstoffe, Aromastoffe, Zuckeraustauschstoffe, Süßstoffe, Antioxidationsmittel, Backtriebmittel, Emulgatoren, Festigungsmittel, Feuchthaltemittel, Geliermittel, Phosphate, Schmelzsalze, Mittel zur Erhaltung der Rieselfähigkeit, Trennmittel, Überzugsmittel, Trübstabilisatoren, Schaumstabilisatoren, modifizierte Stärke, Trägerstoffe oder Verdickungsmittel – diese Stoffe sind als **E-Stoffe** deklariert.

Zusatzstoffe sind ein viel diskutiertes Thema. Gleichzeitig sind unzählig viele Zusatzstoffe genehmigt.
Die Zusatzstoffe werden oft als unbedenklich beschrieben. Sie sind in winzig kleiner Schrift auf dem Etikett, sehr häufig am Falz oder an einer anderen schlecht

zugänglichen Stelle versteckt. Warum also etwas verstecken, wenn es doch so ungefährlich ist?
Jeder Körper geht mit den Zusatzstoffen anders um – es gibt also keine Garantie, dass Zusatzstoffe für jeden unbedenklich sind. Bei empfindlichen Menschen können allergische oder allergieähnliche Reaktionen oder andere Zeichen von Unverträglichkeit ausgelöst werden.
In wissenschaftlichen Studien ist z. B. ein Zusammenhang zwischen Hyperaktivität und Farbstoffen sichtbar geworden. Dieses Ergebnis ist zwar bei vielen Wissenschaftlern sehr umstritten – sehen Sie es aber als Warnhinweis.

Wie schon erwähnt können diese Stoffe unsere Geschmacksnerven täuschen. Tatsache ist, dass man sich an diese Stoffe schnell gewöhnen kann und z. B. ein Apfel dann sehr langweilig schmeckt. Auch viele gesundheitsschädliche Folgen sind nicht zu leugnen. Zum Beispiel ist durch sie die Leber – unser Entgiftungsorgan – sehr gefordert, da sie ja all diese Produkte verarbeiten muss. Dazu braucht sie Vitamine. Unser Vitaminkonto gerät also ins Minus und wichtige Stoffe gehen verloren.

Kleines Zusatzstoff-Lexikon

- Süßigkeiten ohne Farbstoffe wären blass und somit für Kinder weniger ansprechend. Bei der Produktion in der Fabrik werden die Zutaten stark verarbeitet und damit sie wieder ihre Attraktivität zurückbekommen, wird mit natürlicher oder chemischer Farbe nachgeholfen. Künstliche Farbstoffe sind preiswerter und auch intensiver.
- Geschmacksverstärker werden verwendet, um z. B. das stark verarbeitete Fertiggericht wieder aufzupeppen. Geschmacksverstärker beeinträchtigen den natürlichen Geschmack und kurbeln auch den Appetit an.
- Konservierungsstoffe werden Lebensmitteln zugesetzt, um sie über Jahre hinaus haltbar zu machen.
- Bei der industriellen Herstellung von Lebensmittel gehen natürliche Aromen verloren, deshalb wird oft mit künstlichen Aromastoffen nachgeholfen. Man unterscheidet zwischen natürlichen, künstlichen und naturidentischen Aromastoffen. Ein Aroma lässt sich ganz einfach in der Fabrik herstellen, ohne dass dazu ein Nahrungsmittel verwendet wurde. Trauen Sie den Aromen nicht!

- Kinder, die z. B. viel Joghurt mit Erdbeeraroma essen, werden irgendwann nicht mehr wissen, wie eine echte Erdbeere schmeckt. Das künstliche Joghurt wird für sie dann am natürlichsten schmecken, weil es am meisten gegessen wurde und dadurch für ihren Gaumen am bekanntesten ist.
- Verdickungsmittel sorgen für ein angenehmes Mundgefühl der Speisen. Viele Verdickungsmittel aber sind unproblematisch, wie z. B. Agar-Agar oder Pfeilwurzelmehl (zum Eindicken von Saucen), die sehr natürlich sind und die Sie auch in Ihrer Küche verwenden können.

Wählen Sie natürliche Nahrungsmittel, so wird der Geschmack schön langsam sensibilisiert und Sie werden einen deutlichen Unterschied zu chemisch hergestellten Nahrungsmitteln feststellen.

Fast Food

Fast-Food-Menüs bestehen größtenteils aus Fett, Zucker und Kohlenhydraten, die sehr schnell verbrannt werden und schnell wieder Appetit und Hunger erzeugen können.
Morgan Spurlock hat in seiner Dokumentation „Supersize me" bewiesen, dass eine Ernährung ausschließlich mit Fast Food über 30 Tage nicht nur zu Übergewicht führt, sondern auch Trägheit und zahlreiche Erkrankungen auslösen kann.
Bedenken Sie aber auch, dass ein Schnitzel mit Pommes und Ketchup vom Kaloriengehalt und Fettgehalt und neben den geringen Nährstoffen keinesfalls gesünder ist als ein Fast-Food-Menü.
Fast-Food-Menüs sollten also nicht die Grundlage der Ernährung darstellen, sondern nur gelegentlich gegessen werden.

Fast Food wird es in unserer Gesellschaft immer geben. Es ist nicht nur für die Nahrungsaufnahme gedacht, sondern auch mit einem Erlebnis verbunden. Man darf dort mit den Händen essen, bekommt ein Spielzeug und einen Luftballon, es gibt Hamburger, Ketchup und Strohhalme einzeln zum Auspacken, und das Ganze wird in einer lockeren und unbekümmerten Atmosphäre erlebt.
Kinder müssen hier wenig auf Tischmanieren achten. Es darf mit Vergnügen gepatzt werden – es ist auch gar nicht möglich, in einen großen Burger hineinzubeißen, ohne dass auf der anderen Seite alles herausquillt.

Die Menüs stehen sehr schnell auf dem Tisch und können auch einfach eingepackt werden und im Auto oder während des Einkaufens gegessen werden.
Manchmal ist das Essen für die Kinder weniger verlockend als die Geschenke – Kinder bringen oft die Geschenke in den Kindergarten mit und wenn ich sie frage, was sie dort gegessen haben, dann sagen sie oft ohne große Begeisterung: „Einen Hamburger". Einmal sagte ein Kind aber auch etwas entsetzt: „Ich esse dort doch nichts!"

Es wäre nicht sinnvoll, Fast-Food-Restaurants zu verbieten. Auch ich war ein begeisterter Fast-Food-Restaurant-Besucher und immer auf dem Laufenden darüber, was es Neues gab. Kinder werden sich auch immer dafür interessieren, da sie sich im Kindergarten stark über die Neuigkeiten unter den Spielsachen austauschen. Fast Food wird erst dann zum Problem, wenn es zu einem festen Bestandteil unserer Ernährung wird.

Was können Sie tun?

- Verbieten Sie auf keinen Fall die Fast-Food-Menüs, sondern planen Sie es in Ihrem Wochenplan ein.
- Sorgen Sie an diesem Tag für Ausgleich und bieten Sie viel frisches Obst und Gemüse an.
- Stellen Sie mit Ihrem Kind fest, ob Sie sich nach einem Fast-Food-Menü müde und schlapp fühlen oder ob Sie Bäume ausreißen könnten.
- Es gibt unterschiedliche Qualitäten bei Fast Food – weisen Sie Ihr Kind darauf hin und erklären Sie ihm den Unterschied zwischen den Sandwiches bei MacDonalds und denen im Reformhaus.
- Es ist sinnvoll, das Fast-Food-Menü als Hauptmahlzeit auszuwählen und nicht als Snack für zwischendurch – nehmen Sie beim Essen mit Ihrem Kind auf alle Fälle Platz und essen und genießen Sie bewusst.
- Bieten Sie Alternativen an, an denen Ihr Kind genauso Freude hat und die ein besonderes Erlebnis sind, wie z. B. ein Picknick, Essen mit Stäbchen, Fondue oder Raclette.

Zusammenfassung: Lebensmittelauswahl

Auswahl der Lebensmittel

- 5x am Tag Obst und Gemüse, roh wie auch gekocht
- zu Vollkornprodukten greifen
- natürliche Nahrungsmittel wählen –je weniger ein Nahrungsmittel verarbeitet wurde und je naturbelassener es ist, umso mehr Nährstoffe enthält es
- auf mehrfach ungesättigte Fettsäuren achten, 1–2 Esslöffel pro Tag
- nicht mehr als 5x Fleisch- und Wurstwaren in der Woche essen
- fettarme Schinken- und Käsesorten frei von Zusatzstoffen
- täglich Nüsse und Samen
- Hülsenfrüchte und Fisch im Speiseplan einbauen

Tauschen Sie ...

- raffinierte Öle gegen native Öle
- weißen raffinierten Zucker gegen alternative Süßmittel
- Weißmehl gegen Vollkornmehl

Qualität der Lebensmittel

- biologische Nahrungsmittel
- naturbelassene Lebensmittel
- regionale und saisonale Lebensmittel
- vollwertige Lebensmittel
- kein Glashausgemüse

Mahlzeiten

- nährstoffschonend kochen (dämpfen, dünsten, in der Folie garen)
- Frühstück nicht auslassen
- 1x am Tag eine warme Mahlzeit
- sich Zeit nehmen
- genießen
- gemeinsame Mahlzeiten

Vermeiden Sie ...

- weißen Zucker
- weißes Mehl
- Farbstoffe
- Aromastoffe
- Geschmacksverstärker
- Süßstoffe
- zuckerhaltige Getränke

KOCHEN

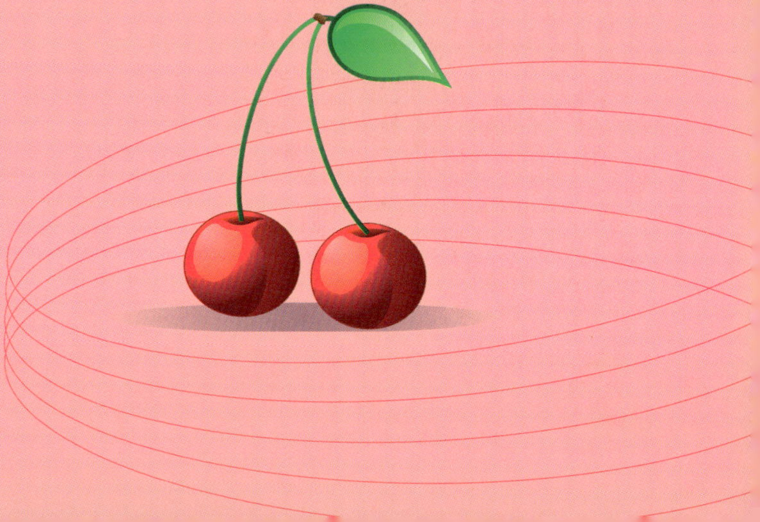

KOCHEN

Wo „lebt" Ihre Wohnung bzw. Ihr Haus? Im Wohnzimmer vor dem Fernseher? Auf dem Balkon oder auf der Terrasse? Oder in der Küche?
Die Küche wird für die Familie dann zu einem wichtigen, zentralen Raum, wenn dort **Leben und Aktivität** herrscht. Kinder sind immer dort, wo die Erwachsenen sind. Kochen Sie dort gerne mit Ihren Kindern, alleine oder auch mit Ihrem Partner, werden sich Familienmitglieder auch gerne in der Küche aufhalten und der Raum wird mit Aktivität, Freude, Wärme, Fürsorge und Energie gefüllt.
Das genaue Gegenteil ist der Fall, wenn die Küche stets kalt ist und die Familienmitglieder den Raum nur aufsuchen, um sich von der Gefriertruhe eine Mahlzeit auszusuchen und diese dann in der Mikrowelle erhitzen, um vor dem Fernseher das Mittagessen einzunehmen. Oder wenn in der Küche mit Widerwillen eine Mahlzeit zubereitet und die Lebensmittel lustlos in die Töpfe gerührt werden. Wird das Kochen als lästige Pflicht gesehen, dann wird es dementsprechend schmecken.

Früher haben die jüngeren Generationen oft mit der vorangegangenen Generation zusammengelebt, wodurch die Tätigkeit des Kochens sehr leicht weitergegeben werden konnte. Das Wissen darüber, was Omas und Uromas in der Küche zaubern konnten und welche Techniken dabei angewendet wurden, ist leider schon verloren gegangen. Das Kochen hat sich auch unserer Zeit angepasst – es wird mit weniger Fett und weniger deftig gekocht, da auch die Bewegung heute viel zu kurz kommt.

Viele Menschen können kaum kochen bzw. haben dies nicht gelernt. Von vielen wird es auch als mühsame Arbeit oder als Zeitverschwendung und zeitraubende Tätigkeit gesehen. Wer nicht kochen kann, geht essen oder greift zu Fertiggerichten – das geht einfach und schnell.

Auch schon kleine Kinder kann man in die Kochaktivität mit einbeziehen, sie zum Mitmachen einladen oder sie einfach beobachten lassen. Vor allem die Freude am Tun und die Freude daran, für die Familie zu sorgen, kann schon ein kleines Kind deutlich spüren.
Nehmen Sie also Ihr Kind so früh wie möglich in die Küche mit, auch schon in der Wippe oder im Hochstuhl.

Kochen mit Kindern

In vielen Familien wird nicht gekocht, vielmehr werden kleine und einfache Speisen wie ein Käsebrot zubereitet oder Fertigprodukte erhitzt. Viele junge Erwachsene wissen gar nicht, wie einfach Kochen sein kann, weil sie es nie kennengelernt haben bzw. beobachten konnten.

Viele Eltern beschweren sich, dass ihre jugendlichen Kinder im Haushalt nicht mithelfen möchten. Wer als Kleinkind viel in der Küche tätig sein durfte und dies mit Spaß erlebte, wird dies auch noch gerne im jugendlichen Alter tun. Die Kinder haben die Grundbasis schon erlernt und wissen z. B., wie man Kartoffeln kocht, was man ihnen dann im jugendlichen Alter nicht mehr beibringen muss. Die Aufgaben im Haushalt wachsen so mit den Kindern mit und werden selbstverständlich.

Für viele Erwachsene, die Tag für Tag in der Küche stehen, ist Kochen etwas Normales und Selbstverständliches, das leicht von der Hand geht. Für ein Kind hingegen ist es sehr aufregend, in der Küche mitarbeiten und hantieren zu dürfen wie die Großen. Es ist spannend und es gibt unendlich viel zu entdecken.
Kinder sind auch sehr stolz, wenn sie ihr eigenes Dessert präsentieren dürfen, und freuen sich über ein Lob und über die Anerkennung für die geleistete Arbeit.

Beim Kochen mit Kindern steht das gemeinsame Erlebnis im Vordergrund. Es ist eine Geduldprobe und eine zeitintensive Aufgabe, aber auch eine Tätigkeit, die sehr viel Spaß und Freude bereitet. Kochen mit Kindern heißt **Kleckern, Schmecken, Riechen, Schlecken und Lachen.** Das gemeinsame Zubereiten macht nicht nur Spaß, es ist auch mit geselligem familiärem Beisammensein verbunden. Kochen ist auch eine gute Möglichkeit, sich gemeinsam aktiv um das leibliche Wohl der Familie zu kümmern.

> Binden Sie Ihr Kind in das Kochgeschehen mit ein – lassen Sie es nicht nur Zuschauer sein. Kleine Kinder können Teige rühren, ausrollen, kneten, wiegen, umfüllen, mischen, abschmecken, schneiden, schälen, umrühren, den Tisch decken und noch vieles mehr.

Nicht alle Kinder werden vom Kochen begeistert sein und können durch die Geräusche von Pfannen und Rührschüsseln in die Küche gelockt werden. Nehmen

Sie sich als Eltern einmal selbst wahr und beobachten Sie, wie gerne sie diese Tätigkeit selber verrichten.

Kinder gehen auch unterschiedlich an die Aktivitäten des Kochens heran: viele beobachten gerne zuerst, andere greifen gleich voll zu und erledigen einen Arbeitsschritt nach dem anderen, andere wiederum sind sehr vorsichtig.

Gehen Sie locker heran – sollte einmal etwas schiefgehen, dann nehmen Sie es auch so hin, beim nächsten Mal wird es besser werden. Alle Beteiligten lernen daraus. Im Leben klappt nicht immer alles sofort, sondern es braucht Übung, Übung, Übung! Hier wird also auch an der Frustrationstoleranz gearbeitet. Auch erfolgreich scheitern können gehört dazu.

Wenn ich im Kindergarten koche, biete ich den Kindern immer **Kochschürzen in unterschiedlichen Farben an.** Die Kinder lieben diese Schürzen. Sie symbolisieren, dass sie aktiv bei der Arbeit sind und bieten auch die Möglichkeit in eine Rolle eines Kochs zu schlüpfen.

Lassen Sie Ihr Kind beim **Tischdecken** mithelfen. Das Kind deckt für jedes Familienmitglied, was das Zusammengehörigkeitsgefühl stärkt. Nebenbei wird auch die mathematische Kompetenz geschult, z. B. durch das Abzählen des Bestecks oder der Gläser.

Lernen fürs Leben

Kinder lernen beim Kochen fürs Leben. Sie erleben, wie man ein Salatdressing zubereitet, welche Zutaten man für welche Gerichte benötigt, wie viele Arbeitsschritte dazugehören, warum man eine Kuchenform mit Fett einreiben muss oder wie man eine Suppe kocht.
Im Vergleich zu einer Tütensuppe wird die selbstgemachte nicht nur ein tolles Kocherlebnis sein, sondern auch ein einzigartiges Geschmackserlebnis. Vergleichen Sie mit Ihrem Kind eine selbstgemachte Suppe mit einer Suppe aus der Packung, erleben Sie den Unterschied.
All dies sind Kleinigkeiten, mit denen sich das Kind dann als Erwachsener nicht mehr auseinandersetzen muss, weil es von klein auf mitgelernt hat.

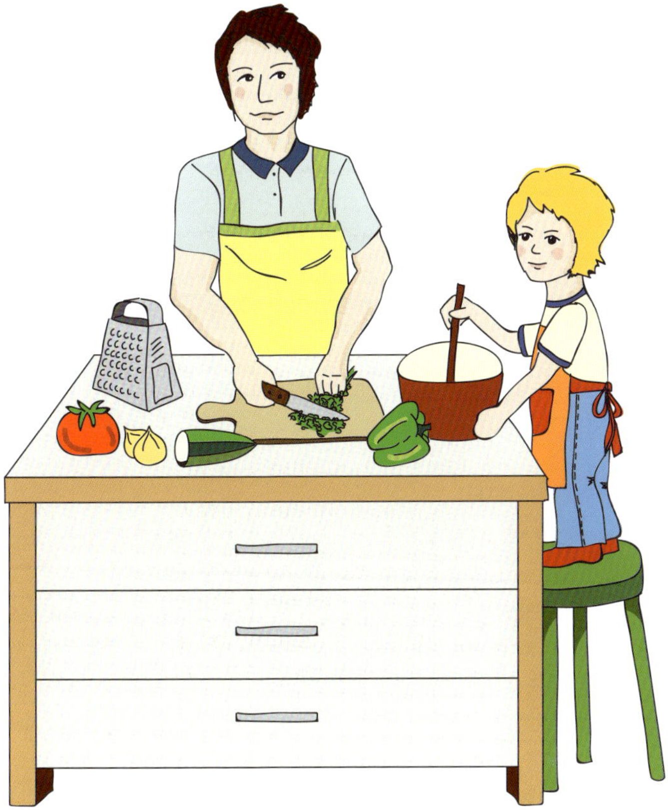

Merken Kinder, wie viel Arbeit hinter einem zubereiteten Abendessen steckt, werden sie den Wert einer selbst gekochten Speise schätzen lernen und wissen, dass Kommentare wie „ekelig" den Koch sehr kränken können, weil die Arbeit und Liebe nicht anerkannt wird.

Falls etwas nicht gut gelungen ist, beratschlagen Sie, was hätte besser gemacht werden können, oder was besonders gut gelungen ist oder besonders gut geschmeckt hat. Ihr Kind fühlt sich dadurch ernst genommen.

Es gibt sehr viele **Bildungsziele,** die Kinder in der Küchentätigkeit erlernen können, um hier nur einige zu nennen:

Förderung der kognitiven Kompetenz:

- Kochen kann die Fantasie anregen und beflügeln
- das logische Denken wird geschult, da ein Arbeitsschritt nach dem anderen erledigt wird und auch dessen Reihenfolge als logisch erscheint
- sortieren, wiegen, zählen, messen, schätzen – Kinder entwickeln ein Gefühl für die Maßeinheiten und Kochen kommt einer mathematischen Frühförderung gleich
- durch das Experimentieren werden naturwissenschaftliche Zusammenhänge veranschaulicht

Lern- und Leistungsvermögen:

- Kochen fördert die Selbstständigkeit, da Kinder die Arbeitsschritte alleine erledigen können – hier wird auch die Ausdauer geschult
- Kinder machen Erfahrungen mit der eigenen Leistungsfähigkeit – sie verfolgen ein gestecktes Ziel, können eigene Leistungen erbringen und auch ihr eigenes Leistungsniveau einschätzen lernen
- positive Arbeitshaltungen werden erweitert, etwa Arbeitstempo, Ausdauer, Aufmerksamkeit und Konzentration, aber auch die Sorgfalt
- das Selbstbewusstsein wird durch Erfolgserlebnisse gestärkt – die Kinder gewinnen immer mehr Selbstvertrauen und kennen ihre Fähigkeiten

Förderung der sinnlich-motorischen Kompetenz:

- Schulung der motorischen Fähigkeiten wie z. B. der Feinmotorik beim Schneiden von Schnittlauch
- die Augen-Hand-Koordination wird geschult, z. B. beim Schälen
- Trainieren der motorischen Kompetenz durch Kneten, Schneiden, Rühren
- beim Kochen werden mehrere Sinne einbezogen – vom Einkaufen bis zum Genuss der Speise werden alle Sinne mehrmals angesprochen
- Kinder können bewusst den unterschiedlichen Geschmack z. B. der verschiedenen Apfelsorten kennenlernen und differenzieren lernen

Förderung der emotionalen Kompetenz:

- mit Frustration umgehen – falls mal etwas nicht so gut gelingt
- sich über Erfolge freuen und stolz sein können
- Erfolgserlebnisse stärken das Selbstbewusstsein

Förderung der sozialen Kompetenz:

- wichtiges Kulturgut und Traditionen werden weitergegeben
- das familiäre Gemeinschaftsgefühl wird gestärkt – Sie arbeiten mit Ihrem Kind in einem Team, jeder leistet seinen Beitrag dazu und sie „produzieren“ etwas gemeinsam, worauf Sie sehr stolz sein können

Förderung der kreativen Kompetenz:

- Kochen fördert die Kreativität – was machen wir jetzt nur mit dem übrig gebliebenen Reis? Kinder erleben dadurch den Reichtum der eigenen Fantasie
- Probleme durch Umdenken lösen und eine Alternative finden
- Kochen ist auch ein großes Kreativitätsfeld, z. B. beim Mixen eines Salatdressings. Hier können Sie sich so richtig austoben, angefangen von Granatäpfeln bis hin zu Senfhonig. Jedes Dressing kann ein Unikat und eine neue Erfindung werden.

Förderung des Wertverhaltens:

- Wo kommt unser Essen her?
- Wie viel Arbeit steckt hinter einer zubereiteten Mahlzeit?
- Beim Anbauen von Samen können Kindern den „Weg“ vom Samen zur Pflanze beobachten und sehen, wie aus einem kleinen Samenkorn etwas entstehen kann – so lernen sie die Natur zu schätzen.

Förderung der sprachlichen Kompetenz:

- Wortschatzerweiterung – Kinder lernen neue Wörter und ihre Bedeutung kennen, von süß-säuerlich über Gemüsehobel bis zum Blanchieren
- Arbeitsschritte sprachlich verstehen und umsetzen können

Sie sehen also – Kochen ist keine Zeitverschwendung. **Die Küche ist ein großes Forschungsfeld,** wo Kinder in spielerischer Form lernen.

Was brauchen Sie zum Kochen?

- eine gute Planung
- eine gute Vorbereitung
- Spaß
- Freude
- viel Zeit

Vorbereitung

Bereiten Sie sich für das gemeinsame Kochen mit Ihrem Kind gut vor:

- alle Utensilien vorher bereitstellen – dadurch vermeiden Sie Wartezeiten, Unruhe und Hektik
- überlegen Sie vorher, welche Tätigkeiten Ihr Kind übernehmen könnte. Sei die Aufgabe auch noch so klein und unbedeutend – Kinder haben schon große Freude daran, wenn sie die Milchpackung öffnen dürfen
- Rezept gut durchlesen und Schritte gut durchdenken
- Gefahrenquellen bedenken und Kinder darauf hinweisen
- Kochen Sie mit mehreren Kindern, so überlegen Sie sich, wie Sie die Aufgaben verteilen können (Becher öffnen/Topfen in die Schüssel geben)
- Und: Zeit lassen beim Umrühren, denn Kinder genießen diese Tätigkeit so richtig

Gefahrenquellen

Wenn Sie in der Küche mit Ihrem Kind arbeiten, müssen Sie beide Vorsicht an den Tag legen, denn es lauern viele Gefahren. Haben Sie keine Angst, Ihrem Kind ein Messer in die Hand zu geben – sondern wählen Sie das richtige aus. Machen Sie es im Vorfeld auf die Gefahren aufmerksam. Es ist wichtig, dass Kindern nicht leichtfertig in der Küche arbeiten, sondern mit einem gewissen Respekt, dass sie die richtige Handhabung des Küchenwerkzeugs erlernen und die Gefahrenquellen kennen.

- Seien Sie achtsam mit elektrischen Geräten. Arbeitet Ihr Kind mit einem Mixer, bleiben Sie auf alle Fälle daneben stehen und halten Sie bei Bedarf den Deckel.
- Achtung bei stumpfen Messern. Ihr Kind muss fest drücken und kann dadurch abrutschen – Unfallgefahr!

- Stellen Sie die Töpfe und Pfannen auf dem Herd mit dem Griff nach hinten, damit Ihr Kind nicht daran hängenbleibt – Verbrennungsgefahr!
- Führen Sie Ihrem Kind beim Schneiden mit dem Messer die Hand, bis das Kind ein Gefühl bekommen hat.
- Achtung: Kinder können sich sehr leicht verletzen, wenn etwas scharf angebraten wird. Achten Sie auf genügend Abstand.

Würzen

Verwenden Sie unterschiedliche Gewürze und Kräuter. Ist Ihr Kind nicht daran gewöhnt, dann machen Sie auch hier kleine Schritte.
Gemüse kann man wunderbar mit Gewürzen verfeinern. Vor allem, wenn Gemüse am Beginn noch sehr langweilig und fad schmeckt, kann man mit Gewürzen nachhelfen. Gewürze geben aber auch anderen Gerichten einen neuen Pep bzw. eine neue Note. Sie können Abwechslung in die Küche bringen und ein Gericht kann vielfältige Geschmacksrichtungen entwickeln.
Gewürze und Kräuter, und seien sie auch noch so klein, können auch einen Beitrag zu unserer Gesundheit leisten. **Chili** ist z. B. ein Scharfmacher, der den Stoffwechsel anheizt und vor allem in kalten Wintermonaten Wärme bringt. Setzen Sie Chili und sonstige scharfe Gewürze sehr sparsam ein.
Bei Zimt greifen Sie zu **Ceylon-Zimt,** da der Cassia-Zimt das gesundheitsschädliche Cumarin enthält.

Achtung beim Salz! Wenn Sie beim Kochen zu viel Salz verwenden, dann gewöhnt sich Ihr Kind daran und wird auch als Erwachsener zu sehr viel Salz greifen.

Kräuterbeet am Fensterbrett

Zieren einige Kräutertöpfe Ihr Küchenfenster, ist das für Kinder eine große Bereicherung. Hier erleben sie, wie aus einem kleinen Samen eine Pflanze werden kann. Ihr Kind sieht, wie Kräuter wachsen, wie sie riechen, wie sie aussehen und wie sie schmecken. Dazu eignen sich z. B. **Kresse, Petersilie, Basilikum, Schnittlauch oder Dill.**

Die Töpfe können von Ihrem Kind bemalt und mit Erde befüllt werden. Dann wird das Saatgut verteilt und gewässert. Ein Schild mit dem Kräuternamen zeigt auf den ersten Blick, welche Kräuter Sie angepflanzt haben.
Sie können natürlich auch die fertigen Kräuter kaufen. Werden diese dann in einen größeren Topf umgepflanzt, können sie gut wachsen, mehr Blattmasse bilden und regelmäßig geerntet werden.

Sprossen ziehen

Dazu brauchen Sie ein Keimglas, das man günstig kaufen kann. Es eignen sich sehr viele Samen zum Keimen, darunter **Getreidesamen, Samen von Sonnenblumenkernen, Sesam, Leinsamen oder auch Hülsenfrüchte.** Hülsenfrüchte müssen kurz vor dem Essen blanchiert und mit kaltem Wasser abgeschreckt werden.
Die Samen werden mit kaltem Wasser im Keimglas eingeweicht – die Keimzeit ist aber je nach Samenart unterschiedlich. Die Samen werden dann mehrmals am Tag gut durchgespült und nach einigen Tagen haben sich Sprossen und Keimlinge gebildet. Keimlinge sind gekeimte Samen, die Sprossen sind bereits das nächste Stadium – wenn grüne Blättchen zu erkennen sind.
Die Sprossen und Keime müssen immer gut befeuchtet und belüftet sein, damit sich kein Schimmel bilden kann.
Sprossen enthalten viele Nährstoffe wie Eisen, Zink, Kalium, Kalzium, Magnesium und zahlreiche sekundäre Pflanzenstoffe – also alles, was eine Pflanze zum Wachsen braucht. Sprossen und Keimlinge schmecken auf Brot oder in Salaten, aber auch auf Suppen sehr gut und machen auch einen netten dekorativen Eindruck.

Kochbuch

Legen Sie gemeinsam mit den Kindern ein Kochbuch an. Ihr Kind kann sich beteiligen, indem es die Zutatenliste aufzeichnet, ein Bild von der zubereiteten Speise malt oder ein bestimmtes Erlebnis dazu zeichnet. Es kann auch mit Fotos dokumentiert werden, z. B. mit einem Foto vom fertigen Gericht oder wie gerade in der Küche gearbeitet wird – lassen Sie Ihrer und der kindlichen Kreativität freien Lauf.

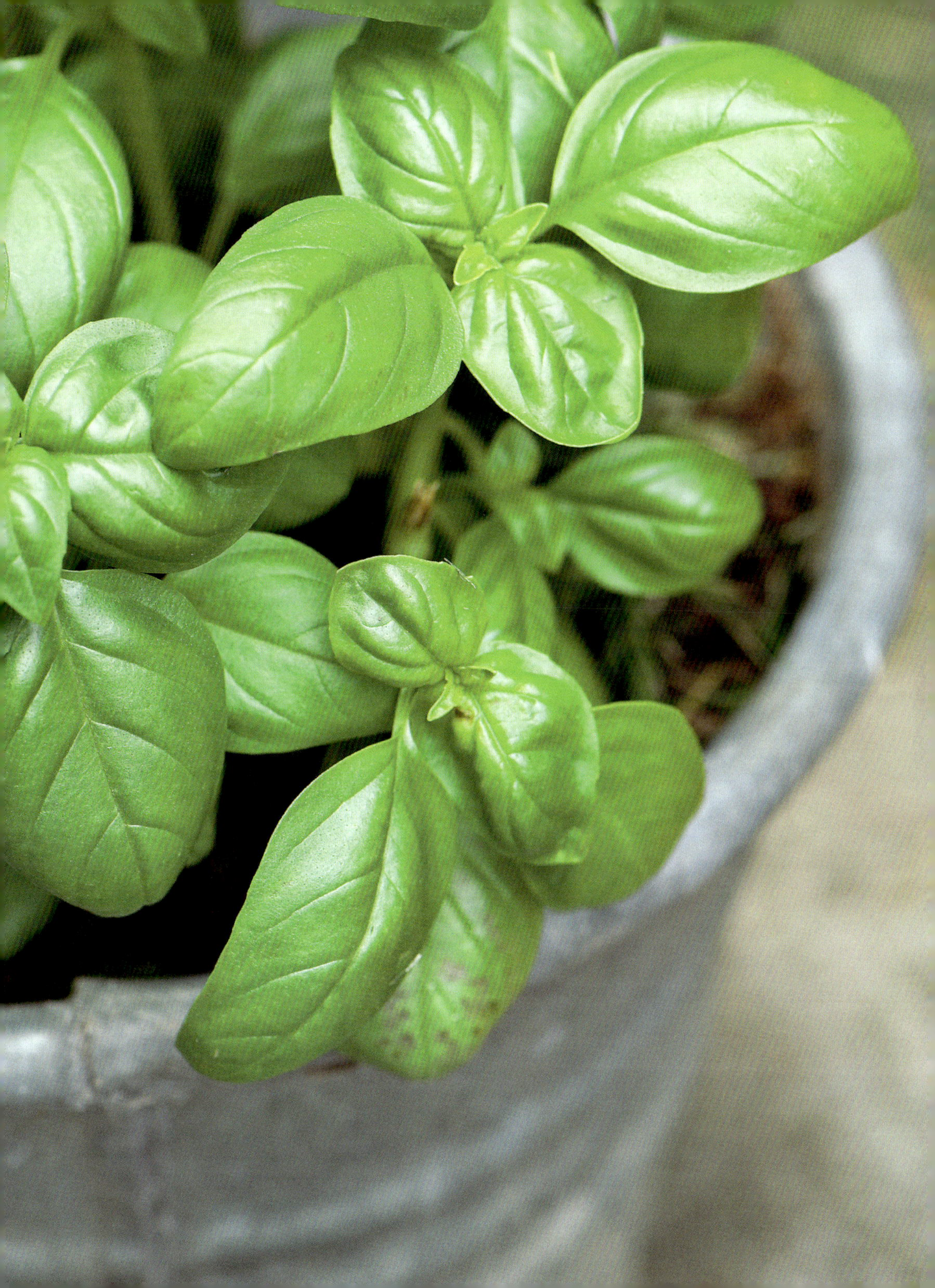

Kartenkochbuch

Das Kochbuch kann auch in ganz anderer Form gestaltet werden und zwar anhand von Karten. Schreiben Sie die Rezepte auf kleine Karten, versehen Sie sie mit Bildern und Zeichnungen und laminieren Sie diese anschließend – wenn Sie nicht recht wissen, was Sie heute kochen sollen, dann lassen Sie Ihr Kind eine „Jackpotkarte" ziehen. Sie werden sehen, auch Kindern macht diese Art der Menüwahl großen Spaß.

REZEPTE

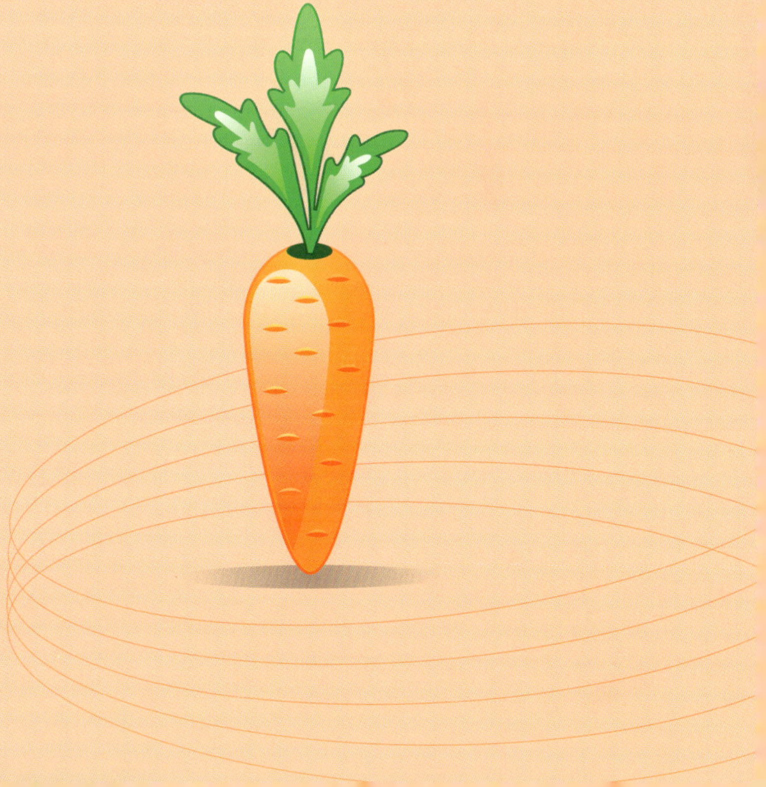

REZEPTE

Mit wenigen frischen, qualitativ hochwertigen Zutaten kann man in kurzer Zeit und auf einfachem Weg in wenigen Schritten eine ausgewogene Mahlzeit zubereiten.

Die Mengenangaben reichen etwa für eine **vierköpfige Familie.**

Frühstücksrezepte

Müsli

Wie schon erwähnt, sind die fertigen Müslimischungen stark industriell verarbeitet und bestehen aus gesüßten Zutaten. Müslimischungen kann man ganz einfach selbst zusammenstellen, was Kindern großen Spaß macht.
Ich habe ein Grundrezept und mische die Zutaten nach Lust und Laune.

Ich habe meine „Lieblings-Müsli-Mischung" aus folgenden Zutaten bereits in einem großen Behälter in der Küche stehen.

- Trockenfrüchte
- Nüsse
- Samen
- Kerne
- Flocken, z. B. Haferflocken oder Dinkelflocken

Zum Finalisieren in der Früh:

- Milch oder Joghurt
- Obst nach Saison

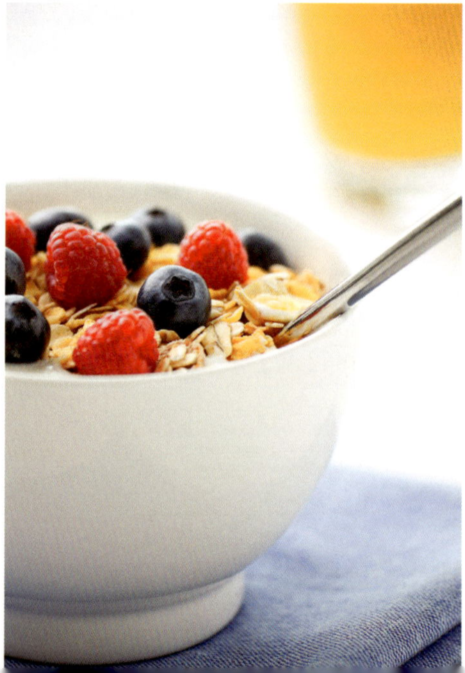

Süßer Mais mit Birnen

Zutaten:

- 250 g Polenta (Maisgrieß)
- 1Liter Wasser
- Butter
- 1 TL Agavendicksaft
- Zimt, Kardamon, Salz
- etwas Zitrone
- 1 EL Rosinen
- Apfelsaft
- 1 reife Birne
- 1 EL Nüsse, z. B. Mandeln

Zubereitung:

1. Wasser erhitzen, Polenta mit einem Schneebesen einrühren und bei kleiner Hitze ca. 10 Minuten quellen lassen – dabei gelegentlich umrühren.
2. Etwas Butter, Agavendicksaft, Zimt, Kardamon, eine kleine Prise Salz und einige Tropfen Zitronensaft dazugeben und alles gut durchrühren.
3. Die Polenta auf eine Platte streichen, auskühlen lassen und in Rauten schneiden
4. In einem heißen Topf Rosinen in etwas Apfelsaft einige Minuten köcheln lassen
5. Birne klein geschnitten dazugeben und erhitzen
6. Kompott über die Polenta geben, mit gerösteten Nüssen bestreuen

Maisstangen mit Kompott

Zutaten:

- fertige Polenta (Maisgrieß)

Zubereitung:

1. Die fertigen Polentarauten in einer beschichteten Pfanne auf beiden Seiten anbraten – hier eignet sich auch die übriggebliebene Polenta vom Vortag
2. Mit einem Kompott genießen

Kompott nach Wahl

Aus jedem einheimischen Obst kann man ganz einfach ein Kompott machen.

1. Obst in Stücke schneiden und in einen Topf mit Wasser geben.
2. Vanille und Zimt dazugeben und zugedeckt einige Minuten köcheln lassen.

Sind die Früchte sehr sauer, einfach mit Honig, Gerstenmalz oder Agavendicksaft süßen. Süße Früchte wie Äpfel, Birnen und Pfirsiche brauchen kein zusätzliches Süßungsmittel, da sie ihre natürliche Süße mitbringen.

Variante:

1. Pfeilwurzelmehl oder Kuzu kalt anrühren (beide sind natürliche Verdickungsmittel und im Bio-Laden erhältlich).
2. Mit dem fertigen Kompott verrühren.
3. In Schälchen füllen und abkühlen lassen. Das heiße Mus kann auch in Schraubgläser gefüllt werden. Danach muss es sofort verschlossen und gekühlt werden. Im Kühlschrank ist es einige Wochen lang haltbar. Es kann auch als Brotaufstrich gegessen werden oder schmeckt auch sehr gut im Müsli.

Frühstückshirse mit Äpfeln

Zutaten:

- 2 Tassen Hirse
- 4 Tassen Wasser
- 1 Tasse Milch oder Reisdrink
- Äpfel
- Kokosflocken
- nach Bedarf Agavendicksaft
- Sonnenblumenkerne

Zubereitung:

1. Hirse gut waschen und mit Wasser zum Kochen bringen.
2. Die Hirse 10 Minuten kochen und 30 Minuten quellen lassen.
3. Bei den restlichen 10 Minuten die Milch dazugeben.
4. In der Zwischenzeit Äpfel waschen, entkernen und schneiden und gemeinsam mit den Sonnenblumenkernen unter die Hirse mischen.

5. Nach Belieben mit Agavendicksaft süßen.
6. Wer mag, kann die Frühstückshirse so genießen. Wenn sie Ihnen zu flüssig ist, dann schöpfen Sie die Milch ab und nehmen das nächste Mal weniger.
7. Ich mag es gerne, wenn die Hirse in der Pfanne ganz leicht angeröstet wird.
8. Auf einen Teller geben, die Kokosflocken anrösten und über die Hirse streuen.

Frühstücksreis mit Birnen

Zutaten:

- 3 Tassen Vollkornreis
- ½ Liter Milch oder Reismilch
- Mandelmus
- Mandelblättchen
- Gojibeeren
- Kokosflocken
- Birnenspalten

Zubereitung:

1. 3 Tassen Reis in 6 Tassen Wasser gar kochen.
2. Kokosflocken kurz in der beschichteten Pfannen anrösten (gibt einen wunderbaren Duft in der Küche).
3. Milch oder Reismilch und Sonnenblumenkerne dazugeben und etwas weiterkochen lassen.
4. Mandelmus und Mandelblättchen unterrühren.
5. Gojibeeren dazugeben.
6. Birnen in Spalten schneiden und unterrühren.

Frühstücksgrießkoch

Zutaten:

- Milch
- Birnen oder Obst der Saison
- Zimt
- Grieß
- Marmelade

Zubereitung:

1. Die Milch mit etwas Wasser verdünnen und auf den Herd stellen.
2. Die Birnen in der Zwischenzeit waschen und in dünne Spalten schneiden.
3. Den Grieß in die leicht kochende Milch einrühren. Wie viel Grieß Sie nehmen, hängt davon ab, wie dick bzw. dünn Sie das Grießkoch gerne möchten – Vorsicht, der Grieß dickt erst etwas später ein.
4. Mit Marmelade etwas verfeinern.

Marmelade selbst gemacht

Zutaten:

- Obst nach Saison
- Agavendicksaft

Zubereitung:

1. Das Obst waschen, zerkleinern und im Mixer pürieren.
2. Wenn notwendig, mit Agavendicksaft süßen.
3. Die Marmelade kann auch mit Zimt verfeinert werden und hält bis zu zwei Tage im Kühlschrank.

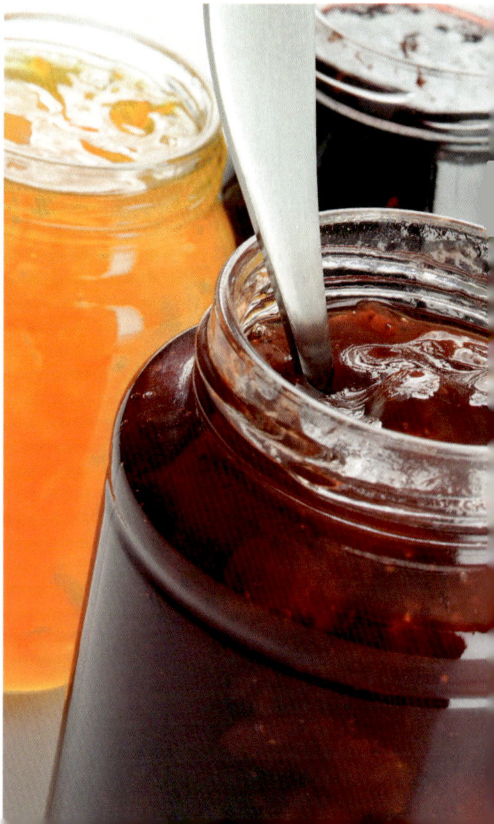

Süßer Frühstücksaufstrich

Zutaten:

- Topfen (Quark)
- Obst der Saison

Zubereitung:

1. Die Früchte pürieren.
2. Die Früchte Topfen mischen und auf Brot streichen.

Joghurt und Topfen einfach mit geschnittenen oder pürierten Früchten mischen, eventuell noch ein bisschen von der gezuckerten Variante aus dem Supermarkt dazugeben. Die Mischung kann dann auch mit einem Stiel in der Mitte tiefgefroren und später als Eis verzehrt werden.

Süßer Frühstückstoast

Zutaten:

- Toastbrot
- Topfen (Quark)
- Obst der Saison
- Mohnöl oder Mandelöl

Zubereitung:

1. Brot toasten.
2. mit Topfen bestreichen.
3. mit Obst dekorieren, z. B. Erdbeeren, Kiwi, Bananen, Weintrauben (bei Weintrauben kann man auch ein paar Mandelblättchen darüber streuen).
4. mit Öl beträufeln.
5. Den Teller mit Weintrauben dekorieren.

Frühstücks-Mohn-Milchreis

Zutaten:

- 3 Tassen Vollkornreis
- 2 EL Mohn
- 2 EL gemahlene Mandeln
- 2 TL Mandelmus
- Agavendicksaft nach Bedarf
- Birnen

Zubereitung:

1. 3 Tassen Reis in 6 Tassen Wasser gar kochen.
2. Birnen waschen und kleinschneiden.
3. Mohn, Mandeln, Mandelmus, Agavendicksaft und Birnen dazugeben.

Radieschenbrot

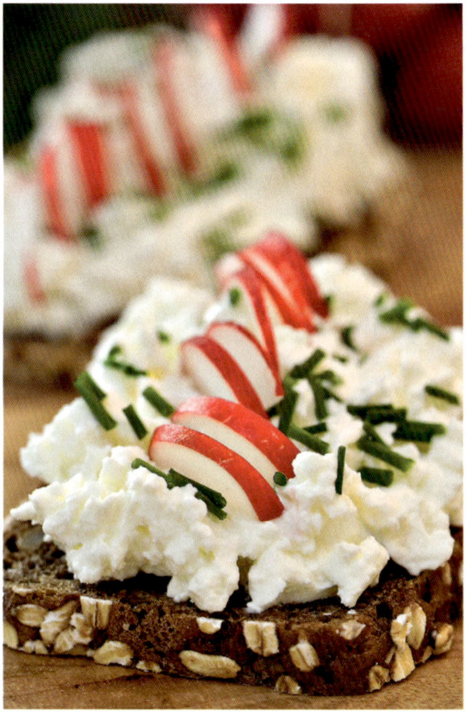

Zutaten:

- Brot
- Cottage Cheese
- Mandelöl
- Salz, Pfeffer
- Radieschen

Zubereitung:

1. Das Brot mit Cottage Cheese bestreichen.
2. Mandelöl darüber träufeln,
3. die in Scheiben geschnittenen Radieschen darüber geben und
4. mit Salz und Pfeffer verfeinern.

Süßer Quinoa

Zutaten:

- 250 g Quinoa
- ¾ Liter Wasser
- Mandeln
- Agavendicksaft
- ¼ Liter Reismilch
- Obst der Saison
- Zimt

Zubereitung:

1. Quinoa in Wasser und Reismilch zum Kochen bringen und ca. 15 Minuten auf kleiner Flamme garen.
2. Obst klein schneiden.
3. Mandeln, Agavendicksaft, Obst und Zimt unter den Quinoa mischen.

Fruchtshake

Zutaten:

- Milch oder Reismilch
- Obst der Saison
- Samen, Kerne, Nüsse – je nach Wunsch
- eventuell Agavendicksaft

Zubereitung:

Alle Zutaten im Standmixer mixen. Das Experimentieren mit verschiedenen Zutaten macht Kindern besonders viel Spaß.

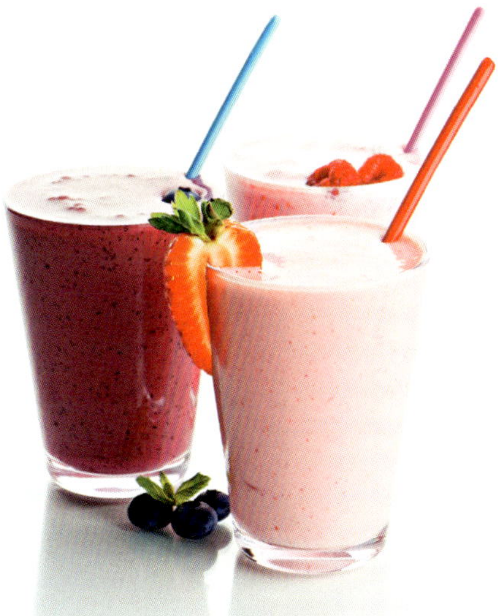

Schnelle pikante Gerichte fürs Abendessen

Tomatenaufstrich

Zutaten:

- 5 Tomaten
- ½ Bund Basilikum
- 1–2 Esslöffel Olivenöl
- wer mag, etwas Knoblauch

Zubereitung:

1. Die Tomaten waschen und in kleine Stücke schneiden.
2. Basilikum waschen und klein hacken.
3. Knoblauch abziehen und durch die Knoblauchpresse drücken.
4. Alles zusammen mit dem Olivenöl vermischen und etwas durchziehen lassen.
5. Aufs Brot streichen.

Karottenaufstrich

Zutaten:

- Karotten
- Topfen (Quark)
- Salz, Pfeffer
- Zitronensaft

Zubereitung:

1. Karotten fein reiben – eventuell leicht ausdrücken,
2. mit dem Topfen vermischen,
3. salzen und pfeffern,
4. etwas Zitronensaft dazugeben und
5. alles gut verrühren.

Knäckebrot zum Selbermachen

Zutaten:

- fein gemahlenes Getreide
- etwas Olivenöl
- Salz
- Wasser
- Samen nach Lust und Laune

Zubereitung:

1. Fein gemahlenes Getreide, Olivenöl, Salz und Wasser dünn anrühren.
2. 20 Minuten bis zu einer Stunde quellen lassen.
3. Hauchdünn auf ein Bachblech streichen,
4. mit Samen, z. B. Sesam, bestreuen und
5. bei 180 Grad ca. 8–10 Minuten in den Backofen geben.
6. In Keksdosen aufbewahren.

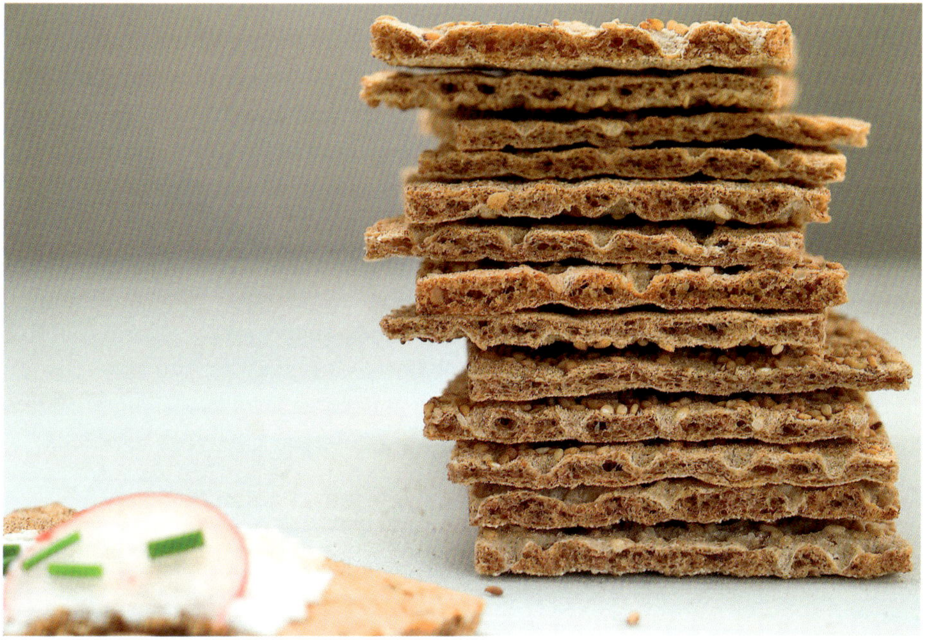

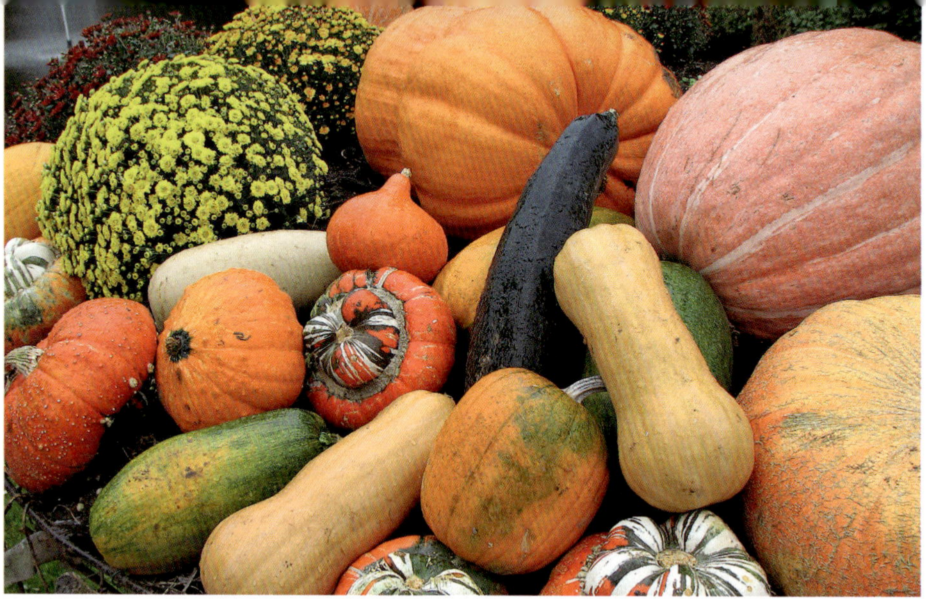

Gebackener Kürbis

Zutaten:

- Hokkaidokürbis
- Meersalz
- Sojajoghurt
- Olivenöl
- Schnittlauch

Zubereitung:

1. Hokkaidokürbis in Halbmonde schneiden und auf ein Blech legen.
2. Eine Prise Meersalz drüberstreuen.
3. Bei 180° etwa 20 Minuten im Backofen weich backen.
4. 5 EL Sojajoghurt mit Meersalz (nach Geschmack), etwas Wasser und einem Teelöffel Olivenöl zu einer Sauce verrühren, frisch gehackten Schnittlauch unterrühren.
5. Etwas Olivenöl über den gebackenen Kürbis geben und mit Sauce servieren.

Dazu passt z. B. sehr gut ein Hühnerfilet und/oder eine Portion Quinoa.

Anstatt des Kürbisses können Sie auch Süßkartoffeln verwenden. Diese müssen mit der Gabel mehrere Male eingestochen werden, bevor sie in den Ofen kommen.

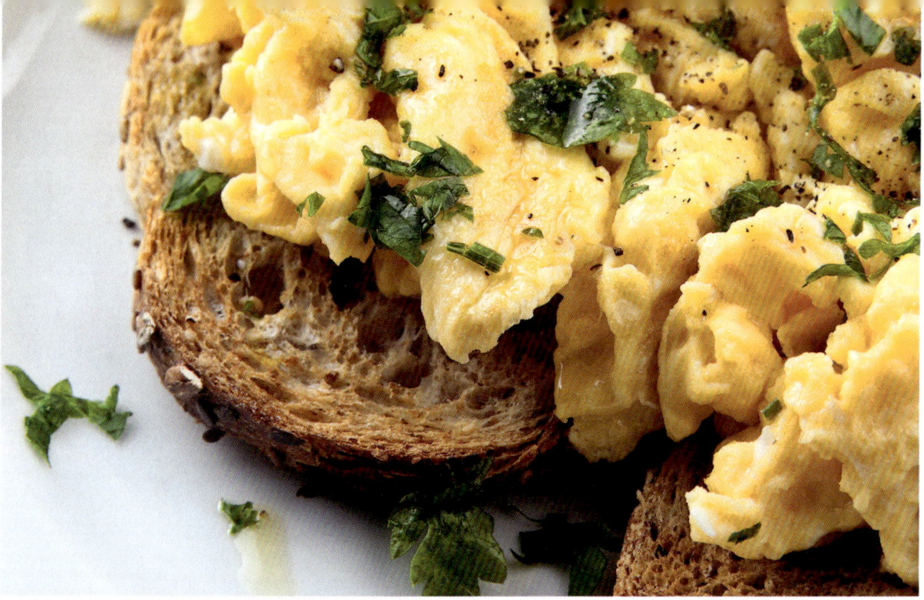

Eierspeise (Rührei) mit Feldsalat

Zutaten:

- Eier
- Salz, Pfeffer
- Zucchini, Champignons
- Feldsalat

Zubereitung:

1. Die Eier aufschlagen, verquirlen, salzen und pfeffern.
2. Zucchini waschen und Champignons putzen.
3. Die Pfanne auf der Platte heiß werden lassen, ein bisschen Öl mit den Zucchini und Champignons in die Pfanne geben und alles anbraten.
4. Eier dazugeben.
5. Kurz vor dem Servieren den Feldsalat unterheben

Eine nette Variante ist auch das „Vogelnest“. Hier wird der Feldsalat im Kreis auf den Teller aufgelegt und in der Mitte bleibt eine Vertiefung, in die die Eierspeise gefüllt wird. Das Nest kann mit einem wunderbaren Öl, z. B. Kürbiskernöl, beträufelt und mit Salz und Pfeffer verfeinert werden.

Überbackene Brote

Zutaten:

- Brot
- Mozzarella
- Tomaten
- Basilikum
- Salz, Pfeffer

Zubereitung:

1. Backofen auf 180 Grad vorheizen.
2. Tomaten waschen und in Scheiben schneiden.
3. Mozzarella in Scheiben schneiden.
4. Abwechselnd Mozzarella und Tomaten schräg auf das Brot legen,
5. salzen und pfeffern und
6. für 15 Minuten in den Ofen schieben.
7. Danach mit Basilikum dekorieren.

Maisstangen

Zutaten:

- 250 g Polenta (Maisgrieß)
- 1 Liter Wasser
- Butter
- Gewürze und Kräuter nach Wahl
- Salz und Pfeffer
- Champignons
- Zucchini

Zubereitung:

1. Wasser erhitzen, Polenta mit einem Schneebesen einrühren und bei kleiner Hitze ca. 10 Minuten quellen lassen – dabei gelegentlich umrühren.
2. Mit Kräutern und Gewürzen nach Wahl verfeinern.
3. Champignons und Zucchini klein schneiden und einer Pfanne kurz anbraten.

4. Gemüse unter die Polenta rühren.
5. Die Polenta auf eine Platte streichen, auskühlen lassen und in Rauten oder Stangen schneiden.
6. Danach in der Pfanne kurz anbraten.
7. Mit frischem Salat servieren.

Gemüse mit Fisch

Zutaten:

- Zucchini
- Champignons
- Hokkaidokürbis
- Olivenöl
- Fisch

Zubereitung:

1. Zucchini, Champignons und Kürbis waschen und klein schneiden.
2. Cocktailtomaten waschen.
3. Das Gemüse auf dem Backblech verteilen, salzen, pfeffern, Olivenöl darüber geben.
4. Für ca. 30 Minuten in den Ofen geben.
5. Fisch salzen und pfeffern.
6. Nach 10 Minuten den Fisch darüberlegen.

Gemüse mit Huhn

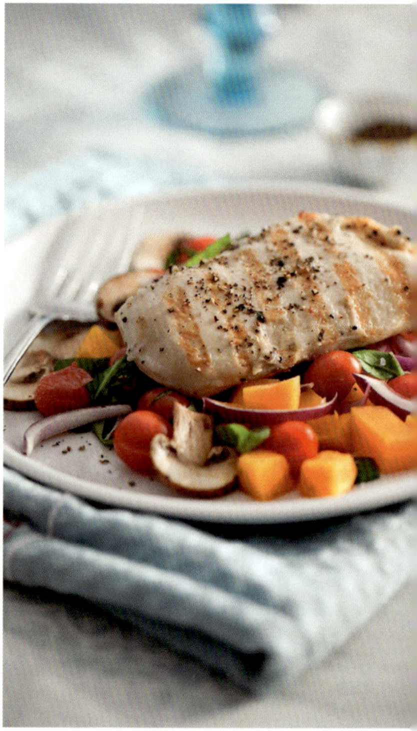

Zutaten:

- Gemüse der Saison
- Hühnerfilet
- Salz, Pfeffer, Kräuter

Zubereitung:

1. Ein Backpapier auf das Backblech legen, verschiedenes Gemüse darauf verteilen – auch Hülsenfrüchte aus der Dose passen gut dazu.
2. Hühnerfilet salzen, pfeffern und eventuell mit Kräutern verfeinern und auf das Gemüse legen.
3. Ein zweites Papier darüber legen, die vier Seiten ein wenig umschlagen und zutackern.
4. Es kommt dann bei 180 Grad für ca. 25 Minuten in den Ofen.

Grapefruit-Karotten-Rohkost:

Zutaten:

- 500 g Karotten
- 1 Grapefruit
- 1 EL Apfeldicksaft
- Zitronensaft nach Geschmack
- Sonnenblumenöl
- Walnüsse zum Garnieren

Zubereitung:

1. Aus Zitronensaft, Apfeldicksaft und Öl eine Marinade zubereiten.
2. Die Grapefruit dick abschälen und filetieren, mit den geputzten, geriebenen Karotten in die Marinade geben und vermischen.
3. Walnüsse grob hacken und über den Salat streuen.

Quinoasalat

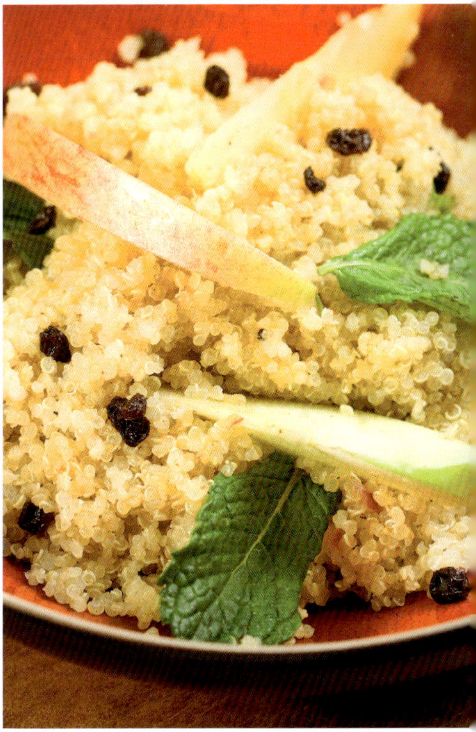

Zutaten:

- 1 Tasse Quinoa
- Tomaten
- 1 Gurke
- Basilikum-Blätter
- 1 Bund Petersilie
- Olivenöl
- 1 Dose Kichererbsen
- 1 gepresste Zitrone
- eventuell ein Hühnerfilet vom Vortag

Zubereitung:

1. Quinoa in 2 Tassen Wasser ca. 20 Minuten weich kochen und anschließend etwas stehen lassen.
2. Gemüse klein schneiden, würzen und abschmecken.
3. Quinoa und klein geschnittenes Hühnerfilet unterrühren.

Dinkelbrötchen

Zutaten:

- 1700 g Dinkel-Vollmehl
- 1 Liter lauwarmes Wasser
- 2 Würfel Hefe
- 50 g Honig
- 30 g Meersalz
- 50 g Pflanzenöl
- Sesamsamen, Leinsamen, Kürbiskerne, Sonnenblumenkerne nach Wahl

Zubereitung:

1. Mehl in eine große Schüssel geben und in der Mitte eine Mulde machen. In dieser Mulde etwas Wasser, Salz, Honig, Hefe und Öl gut vermischen und einige Minuten stehen lassen.
2. Das Mehl langsam einkneten und das restliche Wasser hinzugeben.
3. Den Teig eine halbe Stunde aufgehen lassen.
4. Zu Brötchen oder anderen Figuren formen, mit Samen und Kernen verzieren und nochmals aufgehen lassen.
5. Bei 230 Grad ca. 20 Minuten backen.

Kräuterdip für Rohkost

Zutaten:

- 1 Becher Topfen (Quark)
- ½ Becher Joghurt
- 1 Bund Petersilie
- ½ Bund Schnittlauch
- Salz, Pfeffer
- Gemüse der Saison

Zubereitung:

1. Alle Zutaten miteinander vermischen.
2. Gemüse klein schneiden.
3. Dippen.

Dressings für Salate

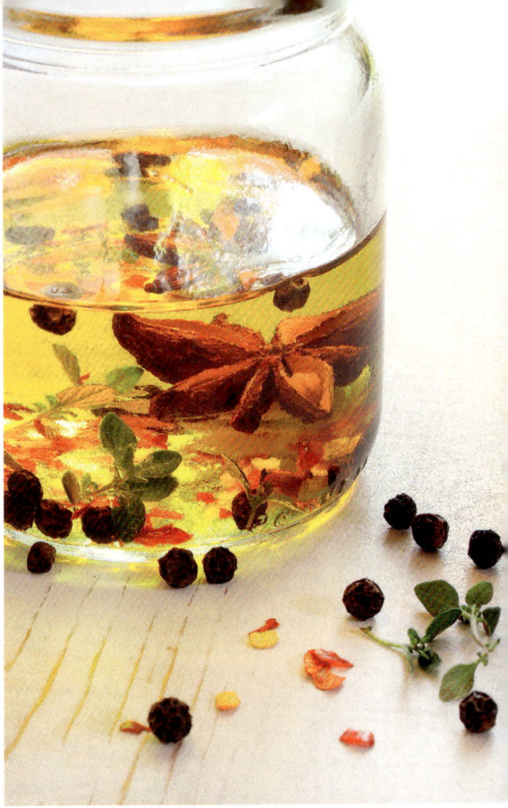

Senf-Dressing

Zutaten:

- Dijon-Senf
- Salz
- Pfeffer
- kaltgepresstes Olivenöl
- Honig
- Balsamico-Essig

Zubereitung:

1. Senf, Salz, Pfeffer und Öl verrühren – die Mischung soll so dick wie Majonäse sein.
2. Honig und Balsamico-Essig dazugeben.

Zitronen-Vinaigrette

Zutaten:

- 40 ml Zitronensaft
- 80 ml kalte Gemüsebrühe
- ein paar Tropfen Sesamöl
- 4 EL gerösteter Sesam
- Salz
- Pfeffer
- 1 TL Honig
- 1 Bund Schnittlauch

Zubereitung:

Alle Zutaten miteinander vermischen.

Walnussöl-Vinaigrette

Zutaten:

- 20 ml Balsamico
- 40 ml Apfelessig
- 1 TL Honig
- 100 ml kalte Gemüsebrühe
- 40 ml Walnussöl
- 4 EL gehackte und geröstete Walnüsse
- Salz
- Pfeffer
- Petersilie

Zubereitung:

Alle Zutaten miteinander vermischen.

Curry-Dressing

Zutaten:

- ½ Becher Joghurt
- Curry nach Geschmack
- eine Prise Koriander
- 1 TL Honig
- ½ TL Dijon-Senf
- ¼ Mango klein geschnitten
- 1 Prise Zimt
- 1 Prise Salz

Zubereitung:

1. Curry, Koriander, Honig, Senf, Mango, Zimt und Salz verrühren.
2. Joghurt unterrühren.

Mandel-Joghurt-Dressing

Zutaten:

- ½ Becher Joghurt
- 1 Ei
- eine Handvoll abgezogene Mandeln
- ½ TL Dijon-Senf
- 1 Prise Salz
- Pfeffer
- 1 EL Olivenöl

Zubereitung:

1. Die Eier hart kochen und fein hacken.
2. Die Mandeln in einer beschichteten Pfanne goldbraun rösten.
3. Joghurt mit Senf, Salz, Pfeffer und Olivenöl verrühren.
4. Die Mandeln und die Eier untermischen.

Vanille-Pudding

Zutaten:

- 40 g Maisstärke
- ½ l Milch
- 4 EL Rohrohrzucker
- Vanillemark aus 1 ausgeschabten Vanillestange

Zubereitung:

1. Die Maisstärke in ca. 1/3 der Milch glatt verrühren.
2. Die restliche Milch mit dem Zucker, der aufgeschnittenen Vanillestange und dem Vanillemark aufkochen.
3. Dann die mit Milch glatt gerührte Maisstärke einrühren. Unter ständigem Rühren nochmals aufkochen und ca. 1 Minute kochen lassen.

Der Pudding kann z. B. noch mit Beeren verfeinert werden: In einer Schüssel abwechselnd eine Schicht Pudding einfüllen, dann eine Schicht Beeren auflegen. Beliebig viele Schichten sind möglich.

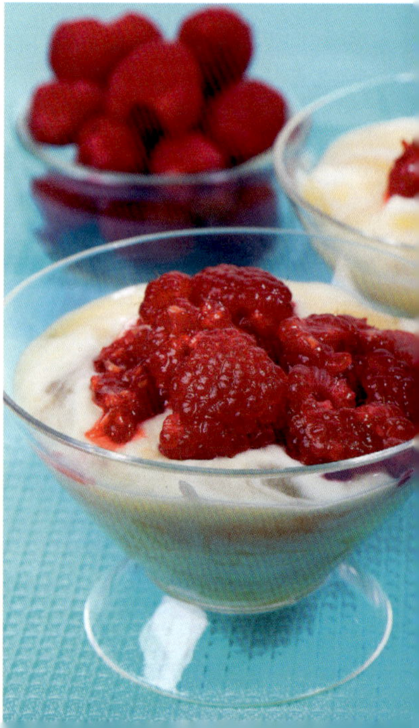

Haferflocken zum Knabbern

Zutaten:

- Haferflocken
- Nüsse
- Honig
- Wasser

Zubereitung:

1. Haferflocken und zerkleinerte Nüsse auf ein mit Backpapier ausgelegtes Backblech legen.
2. Honig und Wasser vermischen und mit diesem Honigwasser besprühen.
3. Bei 180 Grad in den Backofen geben.

Joghurt-Topfen-Dipp für frisch geschnittenes Obst

Zutaten:

- 2 Becher Joghurt
- 1 Becher Topfen (Quark)
- Agavendicksaft
- ein paar Tropfen Mandelöl
- frisches Obst
- 1 Vanillestange, aufgeschnitten und das Vanillemark ausgeschabt

Zubereitung:

1. Die Zutaten miteinander vermischen.
2. Frisches Obst in etwas größere Stücke schneiden
3. und es kann sofort gedippt werden.

Die Karotten-Torte, die alle Kinder lieben

Zutaten:

- 250 g Karotten
- 6 Eier
- eine Prise Salz
- 200 g Agavendicksaft
- 300 g Mandeln
- 80 g Vollkornmehl

Zubereitung:

1. Karotten gut waschen und fein reiben.
2. Eigelb mit Zucker und Salz schaumig rühren,
3. Mehl und Backpulver esslöffelweise unterheben.
4. Eiweiß steif schlagen und unterrühren.
5. Springform einfetten und den Teig einfüllen.
6. Im Ofen auf der unteren Schiene bei 180 Grad ca. 65 Minuten backen.

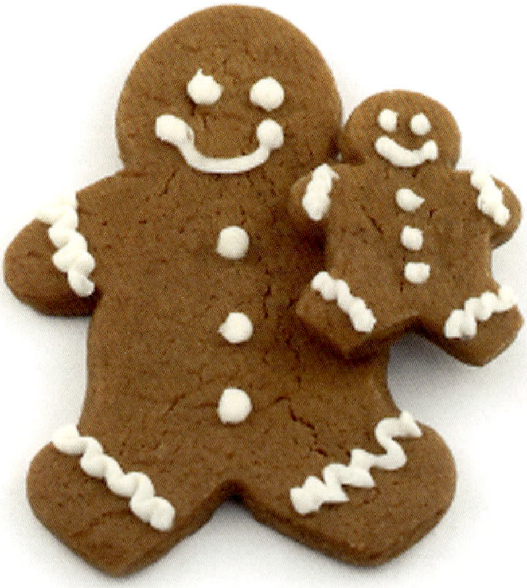

Lebkuchenrezept für Weihnachten

Backen in der Vorweihnachtszeit ist etwas ganz Besonderes und bringt eine wunderbare Stimmung ins Haus.

Zutaten:

- 280 g Roggenvollkornmehl
- 100 g Rohrohrzucker
- 1 TL Zimt
- ½ TL Nelken, gemahlen
- 2 Eier
- 100 g Honig
- ½ TL Kardamom
- 1 TL Vanillezucker
- 1 Ei zum Bestreichen
- zum Verzieren: Mandeln, Goji-Beeren

Zubereitung:

1. Alle Zutaten zu einem festen Teig kneten und am besten über Nacht im Kühlschrank rasten lassen.
2. Dann den Teig auf einer bemehlten Arbeitsfläche ca. 3 mm dick ausrollen und nach Belieben Formen ausstechen.
3. Auf ein Backblech mit Backpapier legen, mit verquirltem Ei bestreichen und nach Wunsch mit Mandeln und Goji-Beeren verzieren – diese vorher kurz in Wasser einweichen.
4. Im Backofen auf der mittleren Schiene ca. 10 Minuten backen, bis der Lebkuchen durch, aber noch nicht angebräunt ist.

Back-Test: Einen Lebkuchen noch heiß auseinander brechen. Der Teig fühlt sich noch weich an, ist aber schon trocken und „luftig“.

Goji-Beeren sind in Asien die Früchte des Wohlbefindens. Die roten Beeren fördern nach der traditionellen chinesischen Ernährung die Lebenskraft und sind reich an Nährstoffen.

REZEPTLISTE

Frühstücksrezepte
Fruchtshake 165
Frühstücks-Mohn-Milchreis 164
Frühstücksgrießkoch 162
Frühstückshirse mit Äpfeln 160
Frühstücksreis mit Birnen 161
Kompott nach Wahl 160
Maisstangen mit Kompott 159
Marmelade selbst gemacht 162
Müsli 158
Radieschenbrot 164
Süßer Frühstücksaufstrich 163
Süßer Frühstückstoast 163
Süßer Mais mit Birnen 159
Süßer Quinoa 165

Schnelle pikante Gerichte fürs Abendessen
Dinkelbrötchen 173
Eierspeise (Rührei) mit Feldsalat 169
Gebackener Kürbis 168
Gemüse mit Fisch 171
Gemüse mit Huhn 172
Grapefruit-Karotten-Rohkost 172
Karottenaufstrich 166
Knäckebrot zum Selbermachen 167
Kräuterdip für Rohkost 174
Maisstangen 170
Quinoasalat 173
Tomatenaufstrich 166
Überbackene Brote 170

Dressings für Salate
Curry-Dressing 176
Mandel-Joghurt-Dressing 177
Senf-Dressing 175
Walnussöl-Vinaigrette 176
Zitronen-Vinaigrette 175

Süßes
Haferflocken zum Knabbern 179
Joghurt-Topfen-Dipp für frisch geschnittenes Obst 179
Lebkuchenrezept für Weihnachten 181
Die Karotten-Torte, die alle Kinder lieben 180
Vanillepudding 178

ZUR AUTORIN

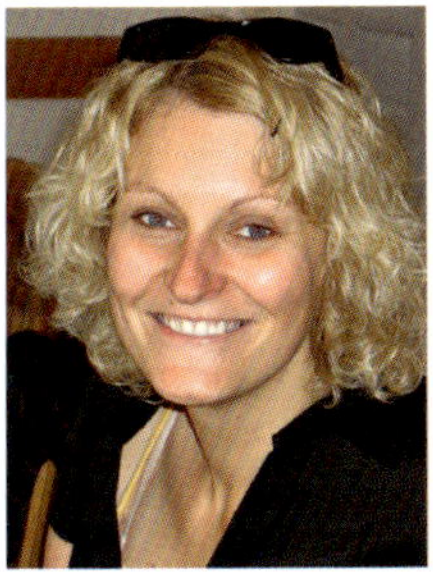

Jennifer Tschürtz ist diplomierte Kindergartenpädagogin, diplomierte Sozialpädagogin, diplomierte Ernährungstrainerin und Mediatorin i.A. Sie arbeitet hauptberuflich seit über 10 Jahren als Kindergartenpädagogin. Während und nach der Ausbildung zur Ernährungstrainerin setzte sie sich intensiv mit dem Thema „Ernährung und Kinder" auseinander und hat viel davon in die pädagogische Arbeit in den Kindergarten einfließen lassen. Die Autorin weiß aus eigener Erfahrung, was Kinder gerne essen und wie man sie für gesunde Ernährung begeistern und sensibilisieren kann.

DANKSAGUNG

Ich möchte mich ganz herzlich bei meiner ehemaligen Schulfreundin Maria Bischof (www.marotte.at) für die wunderbaren und fulminanten Zeichnungen bedanken. Ich finde es sehr schön, dass durch dieses Buchprojekt unsere Freundschaft wieder auflebt und so ist wie früher – wie vor 10 Jahren.

Auch herzlichen Dank an meine Eltern, die mir mit vielen Ratschlägen zur Seite gestanden sind und auch das Manuskript mehrmals gelesen haben – wobei die Verbesserungsvorschläge sehr lustig waren und ich heute noch lachen muss.

Vielen, vielen Dank an Michi Scherzer und Konny Kofler, die in dieser stressigen Zeit für seelische Unterstützung sorgten.

Vielen Dank an Sandy Hetfleisch, die immer an mich geglaubt hat, dass ich mein eigenes Buch schreiben darf.

Auch ein herzliches Dankeschön an Kerstin Frania und Michaela Reiger, die sich so sehr mit mir über das Angebot, ein Buch zu schreiben, gefreut haben.